PATOLOGÍAS ONCOLÓGICAS

PATOLOGÍAS ONCOLÓGICAS

Oscar Cabrera, María Isabel Hernández, Kristopher Santo
Cristina Vega, Verónica Gallegos, Carlos Mora, Iván Ibadango

Bold Publisher 2020
ISBN: 978-956-6090-05-2
Impreso en Ecuador - Printed in Ecuador

Dr. Oscar Cabrera

Familia amada y amigos:

Les escribo estas palabras para que estén tranquilos.

Yo elegí mi camino y mi profesión por vocación. Hoy me tocó estar en peligro a mi y a mis compañeros, en riesgo, tentando al destino, al exponernos a lo que hoy es considerado una pandemia. Sí, tengo miedo, no quiero ir a trabajar porque pienso que si me contagio y muero no podré hacer tantas cosas con las que soñé, pero más miedo me da es que ustedes o un ser querido se contagien y yo no pueda hacer nada por salvarlos. Yo no quiero que ustedes sean un número más en las cifras, ni quiero que sean incluidos en las frívolas estadísticas que sólo alimentan el pánico colectivo.

Me enseñaron a tener un corazón grande, tan grande que puedo poner al servicio de la gente mis conocimientos para ir en ayuda del que más lo necesita, y hoy el mundo entero nos necesita a todos los profesionales de la salud. Eso arriesga mi vida, pero es un desafío que estoy dispuesto a aceptar. Si yo me llego a ir, créeme que será con el honor de haber servido como un agente de combate, que jamás bajó sus brazos ni se rindió. No tengo capa, pero quiero quedar en sus memorias, no como un héroe, si no como alguien que su único superpoder era saber cuidar del enfermo, del desamparado y del sin esperanzas. Quiero que esto pase y recordarlo como un mal momento pero si no es así, en mi caso abraza mis uniformes y llénate de orgullo, que yo te estaré esperando allá arriba. Toma consciencia, quédate en casa, que yo saldré por ti #Resistiré

PRÓLOGO

El Cáncer es una enfermedad que ha ido tomando mas importancia a nivel mundial, más aún en países menos desarrollados como el nuestro, ya que infieren varios factores, entre ellos los sociodemográficos y económicos para tener un acceso al diagnóstico y tratamiento temprano e incluso a los cuidados paliativos posteriores.

Esta es una patología que a lo largo de los años ha ido aumentando su incidencia y mortalidad, catapultándose como una de las principales causas de muerte en todo el mundo, por los diferentes tipos de cáncer que se presentan en el organismo.

Este libro tiene como finalidad brindar a los lectores una revisión bibliográfica de ciertos tipos de cáncer en un solo ejemplar, de una forma más didáctica, siendo así de fácil acceso, detallando la epidemiología, factores de riesgo, características clínicas, diagnóstico, tratamiento y cuidados paliativos, además haciendo hincapié en la prevención ante esta enfermedad.

Igualmente, se intenta dar a conocer los tumores cancerígenos mas comunes y con mayor morbimortalidad que tenemos en este país, comparándolo también a nivel internacional, descubriendo cuales son las diferencias y dificultades de la accesibilidad al ser un país en vías de desarrollo, que no cuenta con los recursos necesarios para una identificación temprana y así un manejo integral del paciente.

Al mismo tiempo este texto tiene un tinte mas significativo, ya que se quiere rendir un sincero homenaje a la memoria del Dr. Oscar Cabrera, quien se encontraba cursando el postgrado de Oncología Clínica, caracterizándose por ser una persona amable, siempre preocupado por el bienestar de sus pacientes y un médico ejemplar, que supo brindar ayuda a los futuros médicos que se estaban encaminando en esta carrera.

Dr. Cristhian Quinaluisa
Coordinador

ÍNDICE DE AUTORES

Oscar Miguel Cabrera Cedeño
Médico General Por La Universidad Central Del Ecuador
Médico General en Universidad de las Artes, Guayaquil, Ecuador
Médico Posgradista En Oncología Clínica, Universidad Central Del Ecuador
Carcinoma Epitelial De Ovario

María Isabel Hernández Salcedo
Médico General Por La Universidad Nacional De Loja
Especialista En Cirugía General Por La Universidad Central Del Ecuador
Cursando Maestría En Oncología Digestiva En Universidad Cardenal Herrera
–Barcelona - España
Especialista En Cirugía General En Hospital Básico De Cayambe
Carcinoma Epitelial De Ovario

Kristopher Alexander Santo Cepeda
Médico General Por La Universidad Técnica De Ambato
Cursando Maestría En Seguridad Y Salud Ocupacional en La Universidad De
Las Américas – Quito - Ecuador
Médico Rural Y Director Encargado Del Centro De Salud La Victoria – Pujilí
Profesor De La Cátedra De Anatomía En Centro De Capacitación "El Buho"
SA
Cáncer De Mama

Cristina Alejandra Vega Ruiz
Médico General Por La Universidad Central Del Ecuador
Médico Residente En Área De Ginceología En Hospital San Vicente De Paul
Cáncer De Cérvix

Verónica Gabriela Gallegos Zambrano
Médico General Por La Universidad Central Del Ecuador
Médico Residente De Medicina Interna En Hospital Básico N 1, El Oro –
Pasaje
Cáncer Gástrico

Carlos Alberto Mora Campana
Médico General Por La Universidad Central Del Ecuador
Médico General En Libre Ejercicio
Cáncer Renal

Iván Santiago Ibadango Cachimuel
Médico General Por La Universidad Central Del Ecuador
Médico General En Libre Ejercicio
Cáncer De Próstata

ÍNDICE

CAPÍTULO 1

Oscar Miguel Cabrera Cedeño
María Isabel Hernández Salcedo
Carcinoma Epitelial De Ovario

Introducción

El cáncer es un proceso de crecimiento y diseminación incontrolados de células. Puede aparecer prácticamente en cualquier lugar del cuerpo. Los ovarios están compuestos por tres tipos principales de células (epiteliales, germinales y del estroma). De cada estirpe celular se puede desarrollar en un tipo diferente de tumor. La mayoría de las neoplasias ováricas (95 %) derivan de células epiteliales; el 5 % proviene de otros tipos de células ováricas como los tumores de células germinales, tumores del estroma del cordón sexual. (1)

La mayoría de los tumores ováricos epiteliales son benignos, algunos no se ven claramente como cancerosos y se denominan tumores de bajo potencial maligno o como cáncer ovárico epitelial fronterizo o limítrofes (tumores borderline) que afecta a mujeres jóvenes, son tumores intermedios entre benignos y malignos, crecen lentamente, tienen menos probabilidad de causar la muerte y pronóstico mucho más favorable. (2)

Los tumores epiteliales cancerosos reciben el nombre de carcinomas. La transformación neoplásica puede ocurrir cuando las células están genéticamente predispuestas a la oncogénesis y/o expuesto a un agente oncogénico. El ovario también puede ser localización de metástasis, sobre todo de neoplasias de mama o el tumor de Krukenberg del tracto gastrointestinal (3). El término "carcinoma epitelial de ovario" se ha usado para referirse a un gran grupo de neoplasias malignas que típicamente se presentan con una masa ovárica con extensión tubárica y metástasis peritoneales. En este capítulo nos centraremos en los carcinomas epiteliales de ovario (CEO).

Generalidades

Los tumores ováricos son bastante frecuentes presentándose generalmente de forma asintomática en los estadios iniciales, razón por la cual su diagnóstico suele ser incidental en mujeres que acuden a estudios de imagen por alguna otra razón, o para la investigación de tumores abdominales no específicos o dolor pélvico. La mayoría (80%) son benignos y ocurren generalmente en mujeres jóvenes, mientras que los malignos se encuentran más a menudo en pacientes de edad avanzada. El cáncer de ovario en mujeres jóvenes se ha relacionado con alteraciones genéticas como síndrome de cáncer de ovario hereditario o mutaciones de genes BRCA1 y BRCA 2 (BRCA 1: riesgo de cáncer de ovario 40 –60% / BRCA2: riesgo de cáncer de ovario 16 –27%).(4)

El CEO tiene la tasa de mortalidad más elevada de todos los tumores ginecológicos porque más de dos tercios de las pacientes presentan la enfermedad en estado avanzado en el momento del diagnóstico. La incidencia de este tipo de estirpe aumenta con la edad, y a diferencia del de las células germinales y del estroma, son raros antes de los 40 años. (5)

Epidemiología

El cáncer de ovario es la segunda neoplasia maligna ginecológica presente en los países desarrollados. Es la tercera neoplasia maligna ginecológica presente en los Estados Unidos y la cuarta en Ecuador. Es el octavo tumor más frecuente en la mujer a nivel mundial. La séptima causa más común de mortalidad por cáncer en mujeres. La incidencia y mortalidad mundial es de 6.6 y 3.9 casos por cada 100 000 habitantes y la incidencia y mortalidad en Ecuador es de 6.1 y 3.4 casos por cada 100 000 habitantes. La edad media de diagnóstico es 63 años. En Ecuador la sobrevida global neta a 5 años es de 37.9%. (6)

Etiología del cáncer de ovario

El origen celular del cáncer de ovario es controvertido, existe un nuevo modelo de carcinogénesis ovárica en el que se ha comprobado que el CEO subtipo carcinoma seroso de bajo y alto grado en realidad ocurre secundario a implantación de epitelio del extremo distal de las trompas de Falopio en los ovarios al momento de la ruptura del folículo durante la ovulación; los implantes endometriósicos darían lugar a al subtipo histológico endometroide y de células claras. Este paradigma actual sugiere que los únicos tumores ováricos verdaderos serían los tumores de células germinales y del estroma gonadal.   La confirmación de estos postulados tendrá profundas implicaciones en la detección temprana y tratamiento del COE. Aún no sabemos a ciencia cierta las causas de este cáncer, pero si conocemos los factores de riesgo que aumentan las probabilidades que una mujer lo padezca. (7)

Tabla 1. Factores Predisponentes Para Desarrollar Cáncer De Ovario

FACTORES PREDISPONENTES PARA DESARROLLAR CANCER DE OVARIO

Hereditario	No hereditario
•Mutación BRCA1 Y BRCA2	•Edad avanzada
•Síndrome mama-ovario	•Menarquia temprana
•Síndrome Li-Fraumeni	•Menopausia tardía
•Síndrome de Lynch	•Nuliparidad
•Poliposis asociada con MUTYH	•Esterilidad
•Síndrome Peutz-Jeghers	•Edad avanzada del Primer embarazo
•Enfermedad de Cowden	•Endometriosis
Geográficos	•Obesidad, dieta rica en grasa
•Mayor incidencia en países industrializados	•Síndrome de Ovarios poliquísticos
	•Nivel socioeconómico medio-alto
•Población Judía - Ashkenazi	•Antecedente personal cáncer de mama
•Etnia blanca	•Consumo de tabaco
	•Exposición al asbesto, talco y radiación

Fuente: Elaborado Por Los Autores

Factores protectores

Los datos obtenidos en estudios epidemiológicos muestran que el número de ciclos ovulatorios que una mujer tiene en toda su vida es proporcional a su riesgo de desarrollar cáncer de ovario, por lo tanto, un número reducido de ciclos ovulatorios, como el embarazo o el uso de anticonceptivos orales, tiene un efecto protector.

Tabla 2. Factores Protectores En Cáncer De Ovario

FACTORES PROTECTORES EN CANCER DE OVARIO

•Primer embarazo y parto antes de los 25 años
•Más de un embarazo a término
•Uso de píldoras anticonceptivas
•Lactancia
•Detección de mutación BRCA 1 y 2, MSH1, MSH2, MSH2, MSH6 y cirugía profiláctica
•Salpingectomía bilateral
•Histerectomía

Fuente: Elaborado por los autores

Como mencionamos en la sección de etiología del CEO, el epitelio de las trompas de Falopio juega un rol fundamental en su patogénesis lo que justificaría la realización de Salpingectomía bilateral como medida para disminuir la mortalidad por COE. Este procedimiento no se realiza como medida preventiva en nuestro país. Debería ser una alternativa ante otras técnicas de esterilización (ligadura de trompas) y ser tomado en cuenta al momento de realizar histerectomías por causas benignas o en otras cirugías pélvicas para reducir la incidencia del cáncer en mención, siempre y cuando exista el consentimiento de la paciente. (8)

Las mujeres que tienen alto riesgo de padecer cáncer de ovario hereditario (historia familiar, de cáncer de mama u ovario, otros canceres en la misma persona) se les debe ofrecer consejo genético y realizar pruebas para detectar mutaciones; de esta manera se podrá adoptar estrategias como asesoramiento genético, cirugía profiláctica o quimioprevención. Las mujeres premenopáusicas con mutaciones del gen BRCA a las que se les extirparon los ovarios el riesgo de cáncer de mama, así como el riesgo de cáncer de ovario se redujo en un 85% y 50% respectivamente.

Clasificación Histopatológica Del Cáncer De Ovario
Existen 3 tipos de cáncer de ovario: carcinoma epitelial, tumores de células germinales y del estroma. La mayoría son carcinomas epiteliales (95%), de estos el tipo seroso es el más común (75 -80%), seguido por el mucinoso y endometroide (10%). Los tumores de células claras tienen peor pronóstico de supervivencia. Los carcinomas ováricos epiteliales indiferenciados son más agresivos que los otros tipos. Otras variantes histológicas, así como los tumores provenientes de las otras estirpes ováricas se detallan en la tabla de clasificación de tumores ováricos de la OMS. (9)

Tabla 3. Tipos Histológicos De Las Neoplasias Ováricas

Tipos Histológicos De Las Neoplasias Ováricas	
Epitelio de la superficie	**Germinales**
•Seroso	•Disgerminoma
•Mucinoso	•Saco de Yolk
•Endometroide	•Carcinoma embrionario
•Células claras	•Coriocarcinoma
•Carcinoma indiferenciado	•Teratoma
•Mixto	•Del seno endodérmico
Estroma y cordón sexual	**Otros**
•Células granulosas	•Células lipídicas
•Tecoma	•Gonadoblastoma
•Fibroma	•Inespecíficos de tejidos blandos
•Células de Sertoli-Leydig	•Sin clasificar

Fuente: Clasificación Histopatológica De Los Tumores Ováricos (9)

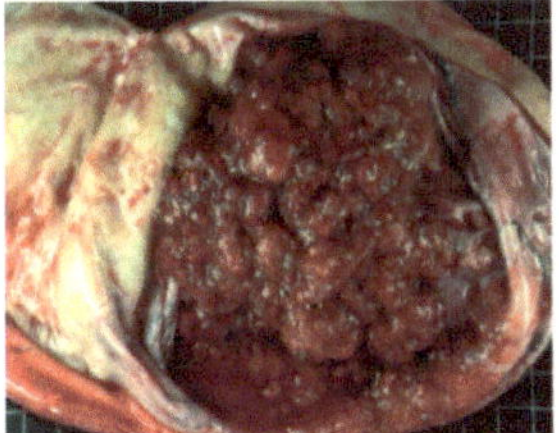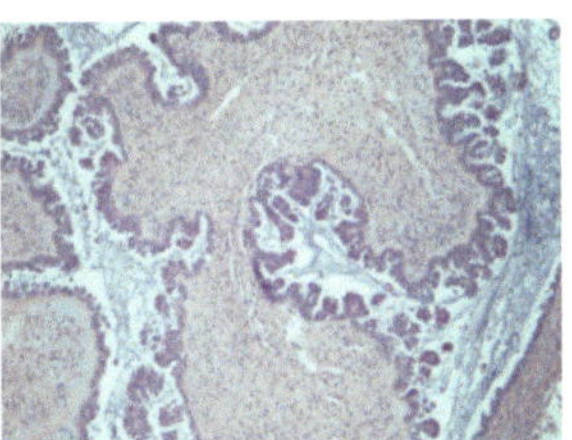

Figura 1 y 2: Tumor seroso Tumor seroso limítrofe. La pared del quiste está rodeada por un epitelio hiperplásico que crea múltiples vegetaciones pequenas (× 100).

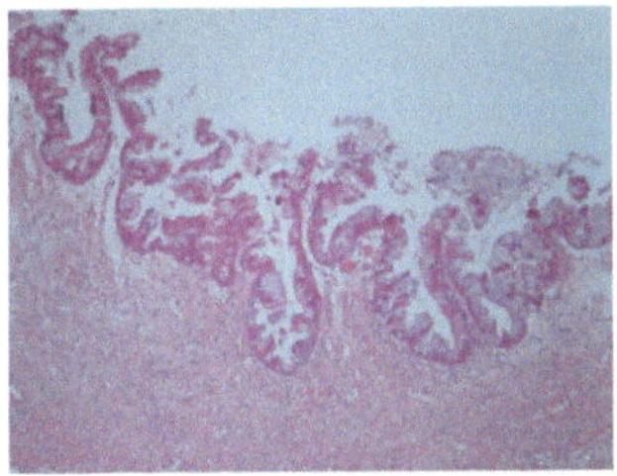

Figura 3: Tumor Mucinoso limítrofe de tipo intestinal. La pared del quiste está revestida por un epitelio pluriestratificado que contiene células caliciformes (× 100)

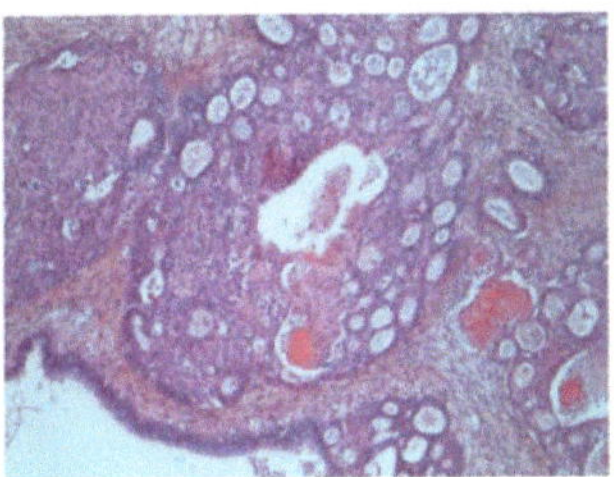

Figura 4: Adenocarcinoma endometrioide ovárico. Tumor de arquitectura glandular y cribiforme con una diferenciación escamosa focal (× 100)

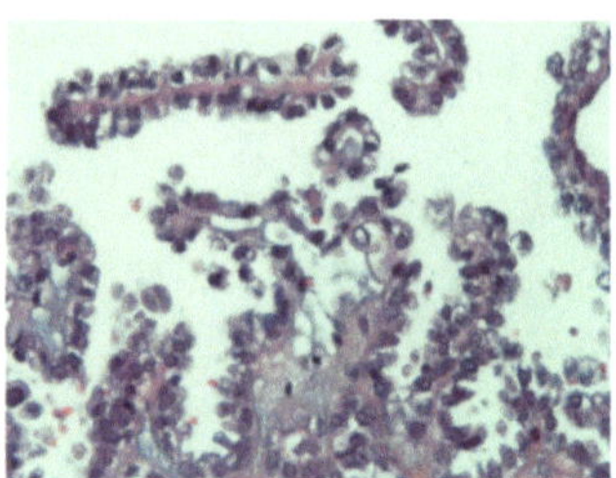

Figura 5: Adenocarcinoma de células claras ovárico. Presencia de células con citoplasma claro y en «tachuela» (× 400).

Grado Histológico y Diferenciación

Es el porcentaje de células indiferenciadas que se encuentran en el tejido tumoral, el grado histológico clasifica al tumor de acuerdo a su similitud con el tejido normal, el grado 1 se parece más al tejido normal y tienen un mejor pronostico. De manera inversa el COE grado 3 se parece menos al tejido normal y son de peor pronóstico. El grado de diferenciación se determina por la apariencia de las células, aquellas con apariencia más madura con formación de estructuras glandulares son bien diferenciados, mientras que las células de aspecto más agresivo y menos diferenciadas son las de alto grado o grado 3. (9–11)

Tabla 4. Grado Histológico Y Diferenciación, Cáncer De Ovario

GRADO HISTOLÓGICO Y DIFERENCIACIÓN		
GRADO	**% DE CELULAS NO DIFERENCIADAS**	**DIFERENCIACIÓN**
G1	0 -25	Bien diferenciados
G2	25 -50	Moderadamente diferenciados
G3	> 50	Pobremente diferenciados

Fuente: Elaborado Por Los Autores

Modelo Dual Del Cáncer Epitelial Ovario

El cáncer de ovario es considerado una enfermedad heterogénea, en los últimos años ha surgido el modelo dual para describir la patogénesis de esta enfermedad que divide los tumores epiteliales en carcinomas de ovario tipo 1 y tipo 2. Esta clasificación no reemplaza los subtipos histológicos, pero proporciona una terminología alternativa para CEO basada en función de características clínicas, patológicas y genéticas. Los cánceres de tipo 1 (los más frecuentes) pueden ser más difíciles de tratar, ya que son menos sensibles a la quimioterapia. (12)

Tabla 5. Modelo Dual Del Cáncer Epitelial De Ovario

MODELO DUAL DEL CÁNCER EPITELIAL OVARIO	
Tipo I	**Tipo II**
•Bajo grado	•Alto grado
•Derivan de lesiones precursoras	•No derivan de lesiones precursoras
•Comportamiento indolente	•Comportamiento agresivo
•Estabilidad genética	•Inestabilidad genética
•Mutaciones KRAS, BRAF	•Mutación de TP53
•Ki 67: 10-15%	•Amplificación o Sobreexpresión HER2
•Resistente al Platino	•Ki 67 > 50%
•Carcinomas serosos de bajo grado	•Sensible al platino
•Endometroide de bajo grado	•Carcinomas serosos de alto grado
•Células claras	•Endometroide de alto grado
•Carcinomas Mucinoso	•Carcinoma Indiferenciado

Fuente: Carcinomas Epiteliales De Ovario, Modificado Por Los Autores (12)

Manifestaciones Clínicas

Es estadios iniciales se presenta de manera asintomática, por lo tanto, es de difícil diagnóstico. En estadios avanzados los síntomas son inespecíficos, aproximadamente el 70% de las pacientes son diagnosticadas cuando la enfermedad se ha extendido por fuera de la pelvis, en este caso el cuadro puede presentarse con síntomas abdominales como dolor, constipación, saciedad temprana y dispepsia, acompañado de otros síntomas como sangrado vaginal, polaquiuria y disnea en caso compresión diafragmática o derrame pleural, además signos como distención abdominal ocasionado por masa y/o ascitis. De estos, los más frecuentes son la distensión y el dolor abdominales. Otra forma de manifestarse es por síndromes paraneoplásicos asociados como neuropatía periférica, demencia orgánica, degeneración del cerebelo, síndrome de Cushing, hipercalcemia y tromboflebitis. Toda masa pélvica en mujer postmenopáusica es sospechosa de cáncer de ovario. En las etapas clínicas III y IV la supervivencia a 5 años es del 5 al 30 %. (1,5)

Diagnóstico

Para el diagnostico histológico debe realizarse biopsia del ovario u otras lesiones abdominales sospechosas, si existen masas ováricas se recomienda la ooforectomía unilateral evitando su ruptura para una adecuada estadificación. Las masas que miden menos de 8 cm en paciente premenopáusicas con frecuencia son benignas. En caso de existir derrame pleural se debe realizar citología de líquido para que sea considerarlo metastásico. (1,13,14)

Se requiere evaluación quirúrgica en los siguientes casos:

Tabla 6. Evaluación Quirúrgica

EVALUACIÓN QUIRURGICA
Pacientes premenopáusicas
•Diámetro inferior a 8 cm y aspecto quístico pero que persiste a pesar de anticonceptivos orales y observación por 2 meses. •Diámetro inferior de 8 cm con aspectos ecográficos de malignidad. •Mayor de 8 cm con riesgo de torsión.
Pacientes postmenopáusicas
•Masa presente en cualquier paciente postmenopáusica.

Fuente: Cirugía del cáncer de ovario, modificado por los autores (14)

El biomarcador que puede usarse para la detección de esta enfermedad es el CA125, este se encuentra elevado aproximadamente en el 20% de los pacientes con CEO estadio I y en el 80% de los estadios avanzados. puede ser útil para vigilar la respuesta al tratamiento si se encuentra elevado al momento del diagnóstico. No es específico para el cáncer de ovario, puede también elevarse en otros tumores como cáncer de mama, pulmón, colon, páncreas y en enfermedades no tumorales como endometriosis, enfermedad inflamatoria pélvica y quistes ováricos. El CEA y CA19-9 pueden ser útiles cuando no se tenga claro el origen de la masa ovárica, Si el cociente entre CEA y CA 125 se encuentra elevado se debe sospechar de patología maligna gastrointestinal. (13)

Los estudios de imagen ayudan a confirmar la presencia de masa pélvica y a discernir entre patología benigna o maligna según las características radiológicas, también permiten conocer si hay extensión de la enfermedad a otros sitios y valorar criterios de resecabilidad.

Ecografía abdominopélvica es el primer estudio de imagen que se recomienda realizar en mujeres en quienes se sospeche cáncer de ovario, la ecografía transvaginal permite valorar mejor las masas anexiales y diferenciar entre patología benigna y maligna (85-100% de sensibilidad y 52-100% de especificidad). Para la caracterización de las masas ováricas se utilizan criterios morfológicos que son comunes a cualquier técnica de imagen. (15)

Tabla 7: Caracterización Por Imagen De Masas Ováricas

CARACTERIZACIÓN POR IMAGEN DE MASAS OVÁRICAS	
Criterios morfológicos de malignidad aplicables a cualquier técnica de imagen	**Criterios auxiliares**
- Gran componente sólido	- Ascitis
- Pared gruesa mayor de 3mm	- Implantes peritoneales, mesentéricos u omentales
- Tabiques o septos gruesos mayores de 3 mm	- Adenopatías
- Proyecciones papilares o nódulos	- Infiltración de pared u órganos pélvicos
- Áreas de necrosis	

Fuente: Elaborado por autores

Para el diagnóstico por imagen contamos con diversas técnicas, mencionamos los tipos de estudios y su indicación a continuación.

Tabla 8: Diagnóstico Por Imagen De Cáncer De Ovario

DIAGNOSTICO POR IMAGEN DE CANCER DE OVARIO	
ESTUDIO DE IMAGEN	**UTILIDAD**
Ecografía de abdomen y pelvis	Confirmación de presencia de tumor o ascitis y lesión extra pélvica como metástasis hepática
Ecografía transvaginal	Visión de la arquitectura interna de la lesión (distingue lesiones benignas de malignas)
Radiografía de tórax	Descartar o confirmar derrame pleural y enfermedad supradiafragmática
Tomografía	Estadiaje y criterios de resección para planificación quirúrgica
Resonancia magnética	Puede ser útil para detectar infiltración a vejiga o recto

Fuente: Cáncer de Ovario (4)

Estadificación

El estadiaje del cáncer de ovario es quirúrgico debido a que precisa visualización de toda la cavidad abdominal. Laparotomía exploratoria es el procedimiento indicado con fines diagnósticos, de estadiaje y citoreducción. Debe ser realizada por un cirujano o ginecólogo entrenado en oncología para lograr estadificación exitosa. Se recomienda realizar primero laparoscopía exploratoria para determinar si existen criterios de resecabilidad o citoreducción óptima, además, este procedimiento permite tomar una biopsia adecuada. (16)

Tabla 9: Evaluación Para La Estadificación Del Cáncer De Ovario

EVALUACIÓN PARA LA ESTADIFICACIÓN: LAPAROTOMÍA DIAGNÓSTICA, DE ESTADIFICACIÓN Y CITOREDUCCIÓN MÁXIMA
Protocolo de ovario
•Inspección de superficies peritoneales y vísceras •Biopsias de zonas sospechosas •Omentectomía •Biopsias peritoneales (peritoneo vesical, fondo de saco posterior, paredes pélvicas, correderas paracólicas, hemidiafragma derecho) •Linfadenectomía pélvica y paraaortica •Apendicectomía

Recomendaciones

•El tumor debe extirparse intacto
•Realizar biopsia por congelación
•Si tumor se limita a la pelvis realizar estadiaje exhaustivo
•Si hay líquido libre tomar muestra para citológico
•Si no hay líquido en cavidades realizar lavado peritoneal
•Explorar ganglios linfáticos pélvicos y para aórticos
•En lo posible lograr citoreducción óptima: tumor residual menor de 1 cm de diámetro o espesor máximo

Fuente: Elaborado por autores

Estadíos

Se clasifica en varios estadios según la localización y extensión del tumor. Si el tumor está confinado a los ovarios se cataloga como EC I, si se extiende hacia otros órganos pélvicos es un EC II, si se propaga hacia el abdomen EC III y si sobrepasa la cavidad abdominal EC IV.(17)

Tabla 10: Estadíos Del Cáncer De Ovario

ESTADÍOS Y FRECUENCIA DE PRESENTACIÓN Y SUPERVIVENCIA A 5 AÑOS EN RELACIÒN A LA ETAPA CLÍNICA			
EC	**Definición**	**Frecuencia**	**Supervivencia**
I	**Confinado Al Ovario U Ovarios** **IA:** A UN OVARIO **IB:** AMBOS OVARIOS; **IC:** ASCITIS CELULAS MALIGNAS EN LAVADOS CÁPSULA ROTA, IMPLANTES EN SUPERFICIE OVARICA O TROMPAS	20 %	85 - 95 % (90 – 95% IA O IB)
II	**Extensión Pélvica** **IIA:** UTERO Y TROMPAS CON LAVADO NEGATIVO **IIB:** OTRO ÓRGANO PÉLVICO CON LAVADO NEGATIVO **IIC:** ASCITIS, LAVADOS POSITIVOS	10 – 15%	70 - 80 %
III	**Propagaciòn Hacia El Abdomen Pero Confinado** **IIIA:** METASTASISI MICROSCÓPICA **IIIB:** METASTASIS MACROSCÓPICA MENOR A 2 CM **IIIC:** METÁSTASIS MACROSCOPICA MAS DE 2 CM Y/O GÁNGLIOS	45 %	25 – 50 %
IV	**Propagaciòn Fuera Del Abdomen Y/O Parenquima Hepático**	15 %	5 – 19%

Fuente: Elaborado Por Los Autores

Tratamiento
•Cáncer En Etapa I

El tratamiento inicial para el cáncer de ovario en etapa I es cirugía para extirpar el tumor. Con más frecuencia, se extirpa el útero, las trompas de Falopio y ambos ovarios (histerectomía con una salpingooforectomía bilateral).

Etapas IA y IB (T1a o T1b, N0, M0): El tratamiento después de la cirugía depende de la manera en que las células cancerosas aparecen en el laboratorio (llamado grado del tumor)

Para los tumores de grado 1 (también llamado bajo grado), la mayoría de las mujeres no necesita ningún tratamiento después de la cirugía.

Para tumores de grado 2 (alto grado), las pacientes necesitan un seguimiento riguroso después de la cirugía sin tratamiento adicional, o son tratadas con quimioterapia. La quimioterapia que se utiliza con más frecuencia consiste en carboplatino y paclitaxel (Taxol) por 3 a 6 ciclos

Para los tumores de grado 3 (alto grado), el tratamiento generalmente incluye la misma quimioterapia que se administra para los cánceres en etapa IA y IB de grado 2

Etapa IC (T1c, N0, M0): la cirugía convencional para remover el cáncer sigue siendo el primer tratamiento. Después de la cirugía, se recomienda la quimioterapia, usualmente 3 a 6 ciclos de tratamiento con carboplatino y paclitaxel. (16,18)

•Cáncer En Etapa II

Para los cánceres en etapa II (incluyendo IIA y IIB), el tratamiento comienza con cirugía para determinar la etapa y para hacer la cirugía citorreductora. Esto incluye una histerectomía y una salpingooforectomía bilateral. El cirujano tratará de extraer tanto cáncer como sea posible. (14,16,19)

Después de la cirugía, se recomienda quimioterapia al menos por 6 ciclos.

• Cáncer En Etapa III

Primero, el cáncer se clasifica por etapa mediante cirugía y se reduce el tamaño del tumor (como en etapa II). Se extirpa el útero, las trompas de Falopio, ambos ovarios y el epiplón (tejido adiposo de la parte superior del abdomen cercana al estómago y los intestinos). El cirujano también tratará de remover tanto cáncer como sea posible. El objetivo es que no quede cáncer visible ni tumor que mida más de 1 cm Algunas veces, el tumor está creciendo en los intestinos, y para extirpar el cáncer, será necesario remover parte del intestino. Es posible que algunas veces se tengan que extraer fragmentos de otros órganos (como la vejiga o el hígado) para extraer el cáncer. Entre más pequeño quede el tumor, mejor será el pronóstico.

Después de la recuperación de la cirugía, se usa una combinación de quimioterapia. La combinación más utilizada es carboplatino (o cisplatino) y un taxano, como paclitaxel (Taxol), administrada por vía intravenosa (en una vena) por 6 ciclos. (10,16,18)

• Cáncer En Etapa IV

En la etapa IV, el cáncer se ha propagado a lugares distantes, tal como al hígado, los pulmones o los huesos. Estos cánceres son muy difíciles de curar con los tratamientos actuales, pero aun así pueden ser tratados. Los objetivos del tratamiento son ayudar a las pacientes a sentirse mejor y a vivir por más tiempo.

La etapa IV se puede tratar como etapa III, con cirugía para extirpar el tumor y reducir el cáncer, y luego quimioterapia (y posiblemente el medicamento de terapia dirigida bevacizumab [Avastin])(18)

Quimioterapia Neoadyuvante

Se define así aquel tratamiento de quimioterapia que se efectúa antes de la cirugía.

Debe considerarse sólo en aquellas pacientes en Estadios muy avanzados con un tumor muy voluminoso o extenso, en los que el cirujano ya prevee la imposibilidad de obtener una cirugía óptima (sin tumor residual).

Los esquemas de tratamiento y los fármacos que se administran son los mismos que en caso de la quimioterapia adyuvante, que se comenta a continuación. Habitualmente se administran 3 o 4 tratamientos.

Con la quimioterapia neoadyuvante se pretende obtener una reduccion del tumor, suficiente para que seguidamente se practique la cirugía, con más opciones de conseguir una citorreducción óptima. (10)

Quimioterapia adyuvante
El tratamiento estándar actual y mayoritariamente empleado es una combinación de paclitaxel y carboplatino administrados por vía intravenosa cada 21 días por 6 ciclos.

También se puede administrar el paclitaxel en una pauta semanal. Sin embargo, este esquema que denominamos "dosis densas". No ha demostrado ser superior al tratamiento estándar. (19)

Quimioterapia intraperitoneal
La quimioterapia intraperitoneal consiste en la administración de quimioterapia directamente en la cavidad abdominal a través de un catéter.

Tabla 11: Quimioterapia Intraperitoneal

Quimioterapia Intraperitoneal, Principios Del Tratamiento
•El cáncer de ovario es una enfermedad limitada a la cavidad peritoneal durante casi toda su evolución.
•Los fármacos administrados directamente en la cavidad peritoneal alcanzan un concentración dentro la cavidad mucho mayor que cuando se administran por vía intravenosa.
•Existe una relación entre dosis de quimioterapia y respuesta en cáncer de ovario.
•La quimioterapia intraperitoneal atraviesa escasos milímetros dentro del tumor por lo que este procedimiento sólo se puede usar en pacientes con cáncer de ovario avanzado en los que se consigue una citorreducción completa (no dejar ningún residuo de tumor) o implantes residuales de menos de 10 mm.

Fuente: Etapas del Cáncer de ovario (16)

Tabla 12: Limitaciones De La Quimioterapia Intraperitoneal

Las Limitaciones De La Quimioterapia Intraperitoneal
•Obstrucción al flujo o mala distribución del tratamiento.
•Infección: peritonitis, pared abdominal o catéter.
•Perforación intestinal.

Fuente: Quimioterapia Intraperitoneal del cáncer de ovario (20)

Pronóstico

Los dos factores pronóstico más importantes son el estadio y el tumor residual tras la cirugía.

Otros factores a considerar como favorables son: edad más joven, buen estado funcional, tipo celular serosopapilar, tumor bien diferenciado, ausencia de líquido abdominal, presencia de mutación de BRCA.

La supervivencia global del cáncer de ovario se aproxima al 50%, sin embargo, varía en función de los distintos factores pronóstico mencionados anteriormente, siendo el principal la extensión de la enfermedad al diagnóstico. (21)

Tabla 13: Supervivencia Estimada En Cáncer De Ovario

Supervivencia estimada a 5 años según el estadio FIGO	
Estadio I. Tumor limitado al ovario	90 %
Estadio II. Tumor extendido a órganos vecinos	65-70%
Estadio III y IV. Tumor extendido a distancia	20-30%

Fuente: Federacion Internacional de Ginecologia y obstetricia

Algoritmos Para Manejo Quirúrgico En Cáncer De Ovario Por "European Society Of Gynaecological Oncology (ESGO)"

Algoritmo Numero 1

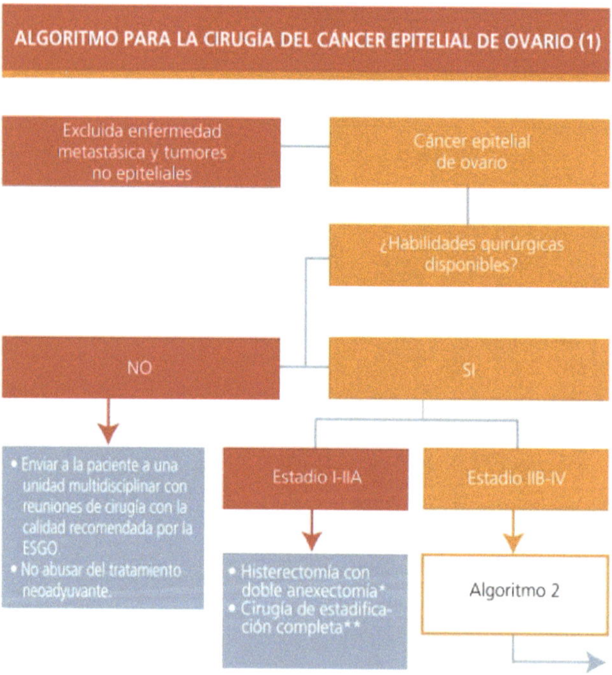

Algoritmo Numero 2

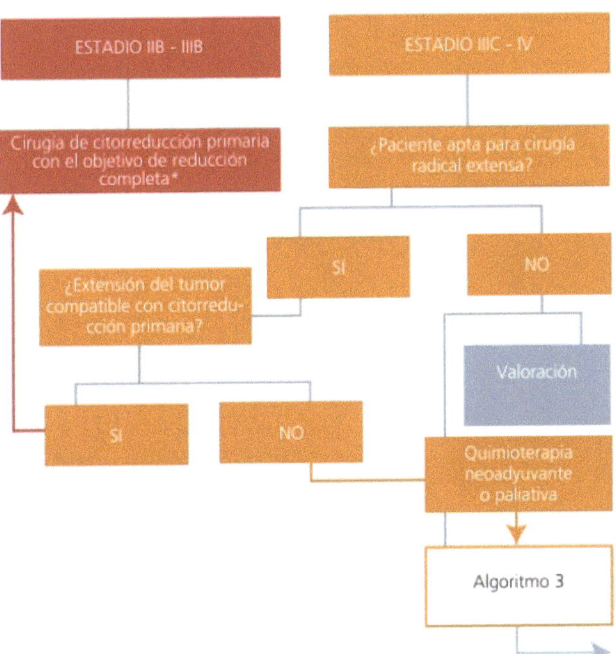

Algoritmo Numero 3

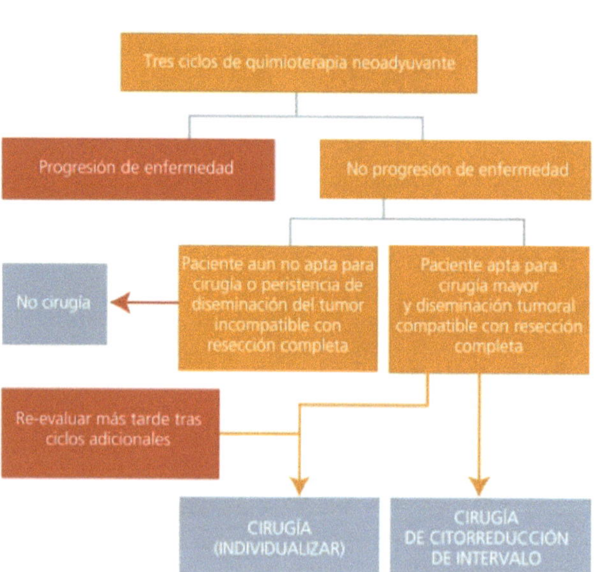

1.Asociación Española Contra el Cáncer. ¿Qué es el cáncer de ovario? [Internet]. ¿Qué es el cáncer de ovario? 2011 [cited 2020 May 17]. p. 1. Available from: https://www.cancer.org/es/cancer/cancer-de-ovario/acerca/que-es-cancer-de-ovario.html

2.Cisterna C. P, Orellana H. R, Freire H. A. Tumor ovárico de bajo potencial maligno (borderline): Patrón seroso micropapilar. Rev Chil Obstet Ginecol. 2007;72(4):241–6.

3.Vázquez García H, López Arias A, Salazar Campos JE, Montiel DP, Villavicencio Valencia V, Cantú De León D. Metastatic ovarian tumours. A diagnostic and therapeutic challenge. Vol. 15, Gaceta Mexicana de Oncologia. Masson-Doyma Mexico, S.A.; 2016. p. 47–51.

4.Del Campo. Josep Ma. Cáncer de ovario - SEOM: Sociedad Española de Oncología Médica © 2019 [Internet]. 2017 [cited 2020 May 17]. p. 1. Available from: https://seom.org/info-sobre-el-cancer/ovario?showall=1

5.Gaona Estudillo R. El cáncer de ovario, el asalto del homicida invisible. Rev la Fac Med. 2014;57(1):24–30.

6.SOLCA GUAYAQUIL. Porcentaje y número de casos según tipo de Cáncer [Internet]. [cited 2020 May 17]. Available from: http://www.estadisticas.med.ec/webpages/reportes/Tablas1-2.jsp

7.Gallardo-Rincón D, Ruvalcaba-Limón E, Silva-García A, Aranda-Flores CE, Quijano-Castro OF, Bañuelos-Flores J, et al. Cuarto Consenso Nacional de Cáncer de Ovario. Gac Mex Oncol. 2019 Jan 30;17(92).

8.Felipe Serman V, Miguel Saavedra C. Cáncer serosopélvico de alto grado: evidencia sobre su origen en la trompa de Falopio. Rev Chil Obstet Ginecol. 2015;80(5):414–20.

9.Le Frère-Belda M-A. Clasificación histopatológica de los tumores ováricos. EMC - Ginecol. 2014 Sep;50(3):1–24.

10.Del Campo. Josep Ma. Cáncer de ovario - SEOM: Sociedad Española de Oncología Médica © 2019 [Internet]. 2017 [cited 2020 May 23]. p. 1. Available from: https://seom.org/info-sobre-el-cancer/ovario?showall=1

11.Sci-Hub | Tumores metastásicos de ovario. Un reto diagnóstico y terapéutico. Gaceta Mexicana de Oncología, 15(1), 47–51 | 10.1016/j.gamo.2016.01.002 [Internet]. [cited 2020 May 17]. Available from: https://sci-hub.tw/https://doi.org/10.1016/j.gamo.2016.01.002

12.Hernández D, González Y. CARCINOMAS EPITELIALES DEL OVARIO DE ALTO Y BAJO GRADO [Internet]. 2015 [cited 2020 May 23]. Available from: https://www.fucsalud.edu.co/sites/default/files/2017-01/articulo revision-2.pdf

13.Novoa A. Historia natural del cancer de ovario [Internet]. Vol. 82, Ginecología y obstetricia de México. 2014 [cited 2020 May 23]. Available from: https://www.medigraphic.com/pdfs/ginobsmex/gom-2014/gom149f.pdf

14.Querleu D, Planchamp F, Chiva L, Fotopoulou C, Barton D, Cibula D, et al. European society of Gynaecological Oncology (ESGO) guidelines for ovarian cancer surgery. Int J Gynecol Cancer. 2017;27(7):1534–42.

15.Pons LM, Garcia O, Salmon A. *Tumores de ovario: patogenia, cuadro clínico, diagnóstico ecográfico e histopatológico* [Internet]. 2012 [cited 2020 May 23]. Available from: http://scielo.sld.cu/pdf/san/v16n6/san13612.pdf

16.American Cancer Society. *Etapas del cáncer de ovario* [Internet]. 2018 [cited 2020 May 23]. Available from: https://www.cancer.org/es/cancer/cancer-de-ovario/deteccion-diagnostico-clasificacion-por-etapas/clasificacion-por-etapas.html

17.Gallardo D, Montalvo G, Gonzales A, Cantú de Leon D, Isla D, Muñoz D, et al. *Oncoguía: Cáncer Epitelial de Ovario. Cancerologia.* 2011;6(6):53–60.

18.American Cancer Society. *Tratamiento del cáncer de seno invasivo según la etapa* [Internet]. 2014 [cited 2020 May 23]. Available from: https://www.cancer.org/es/cancer/cancer-de-ovario/tratamiento/segun-la-etapa.html

19.Del Campo. Josep Ma. *Cáncer de ovario - SEOM: Sociedad Española de Oncología Médica* © 2019 [Internet]. 2017 [cited 2020 May 23]. p. 1. Available from: https://seom.org/info-sobre-el-cancer/ovario?start=8

20.Santaballa Bertrán A, Salvador Coloma C. *Quimioterapia intraperitoneal en el cáncer de ovario. Vol. 30, Revisiones en Cancer.* 2016. p. 311–7.

21.González Martín A. *Factores Pronósticos Y Predicción De Respuesta En Cáncer De Ovario. Congr SEOM IX* [Internet]. 2003BC [cited 2020 May 23];41–5. Available from: https://www.seom.org/seomcms/images/stories/recursos/sociosyprofs/comunicaciones/tenerife/ix_tenerife010.pdf

CAPÍTULO 2

Kristopher Alexander Santo Cepeda
Cáncer De Mama

Introducción

El tejido mamario está compuesto por lóbulos de 10 a 20 que a su vez se divide en conductos más pequeños conocidos como lobulillos que son los encargados de producir la leche materna durante lactancia materna. La leche materna producida en los lobulillos pasa a los ductos para ser secretadas por el pezón mediante el estímulo de la succión. El espacio entre lobulillos y ductos está formado por tejido grasoso y fibroso. Las mamas también se componen de tejido linfático encargado de la protección, eliminación de bacterias, celulosas tumorales sustancias nocivas que drenan en los ganglios linfáticos axilares, en el grafico N.1 se evidencia la estructura de glándula mamaria. (1)

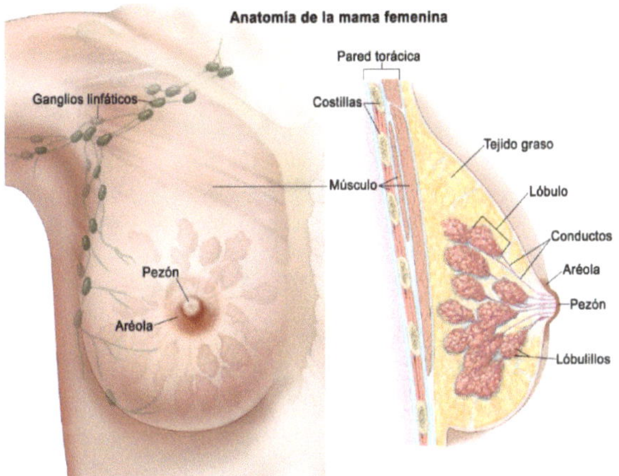

Gráfico N.1: Anatomía de la mama femenina. Se muestran el pezón y la aréola en la parte externa de la mama. También se muestran los ganglios linfáticos, los lóbulos, los lobulillos, los conductos y otras partes internas de la mama. Fuente: National Cancer Institute.

Definición

Se considera como unos de los canceres mas prevalentes, llegando a afectar mas a mujeres que a los hombres, el cáncer de mama es considerado como una alteración de proliferación incontrolada y acelerada de células malignas en el tejido mamario provocando un grupo de enfermedades. (1,2)

Las células del cáncer de mama pueden diseminarse a través de la sangre o de los vasos linfáticos y llegar a otras partes del cuerpo. Allí pueden adherirse a los tejidos y crecer formando metástasis. El cáncer de mama puede aparecer en mujeres y hombre, pero más del 99% de los casos ocurre en mujeres. (2)

Según la Asociación Española contra el cáncer, es el tumor maligno que se origina en el tejido de la glándula mamaria, y ocurre cuando las células provienen del tejido glandular de la mama y tienen capacidad de entraren los tejidos sanos de alrededor y de alcanzar órganos alejados e implantarse en ellos (Asociación Española contra el cáncer, 2016).

El cambio de una célula normal a una cancerígena precisa de múltiples alteraciones (mutaciones) en sus genes encargados de regular los mecanismos de control. Desde que comienzan las modificaciones en las células hasta que el tumor se hace palpable, se requiere que transcurran muchos años.

El tumor más común en la mama es el carcinoma o neoplasia maligna no cutánea.

Epidemiologia

El cáncer de mama es una enfermedad crónica no transmisible, es el cáncer más frecuente en las mujeres tanto en los países desarrollados como en los países en desarrollo. A nivel mundial, el cáncer de mama es el más común en mujeres y representa el 23% de los nuevos diagnósticos de cáncer. Su tasa duplica la del cáncer colorrectal y triplica la del cáncer de pulmón. También es la localización más frecuente de tumores en mujeres españolas y europeas. (2,3)

La incidencia de cáncer de mama está aumentando en el mundo en desarrollo debido a la mayor esperanza de vida, el aumento de la urbanización y la adopción de modos de vida occidentales (OMS, 2018). Algunas mujeres presentan mayor riesgo de cáncer de mama que otras debido a sus antecedentes médicos personales o familiares o debido a ciertos cambios en sus genes. (7,8)

El gran problema de salud que significa en la actualidad el cáncer de la mama se refleja en el hecho de que "en América Latina y el Caribe casi 300 000 mujeres mueren anualmente por esta enfermedad". Es decir, esta neoplasia causa la muerte de 83 mujeres por día, o sea, que cada hora fallecen tres mujeres víctimas del cáncer de la mama (Robles & Galanis, 2012).

Existen aproximadamente 3 millones de mujeres que viven con cáncer de mama en los Estados Unidos. Según estudio de la Sociedad Americana de Oncología en el 2017, son diagnosticadas con cáncer de mama 63,410 mujeres y alrededor de 2,470 hombres. (5,6)

La incidencia en Ecuador de cáncer de mamario según registros del MSP (Ministerio de Salud Pública) hasta junio de 2018 se realizaron 1.287 nuevas atenciones con diagnóstico de cáncer de mama, de las cuales 1.254, corresponden a mujeres representando el 97,6% de los casos presentados por esta patología datos obtenidos Registro Diario Automatizado de Consultas y Atenciones Ambulatorias (RDACAA 2018) Y Plataforma de Registro de Atención en Salud (PRAS 2018). (10)

Fisiopatología
El cáncer de mama es una de las patologías más comunes en las mujeres que invade el tejido local de la mama, se disemina a través de los ganglios linfáticos y la circulación sanguínea por lo cual se considera que es muy metastásico pudiendo llegar a otros órganos del cuerpo (más comúnmente los pulmones, el hígado, el hueso, el cerebro y la piel). A menudo, el cáncer de mama metastásico aparece años o décadas después del diagnóstico y del tratamiento inicial. (6,7,8)

La causa principal para la aparición del cáncer de mama es la estimulación de los receptores de estrógeno y progesterona presentas en las células tumorales que promueven la replicación del ADN y la división celular cuando las hormonas se unen a ellos. Existen fármacos capaces de unirse a los receptores bloqueando la producción de células tumorales, unos dos tercios de las pacientes posmenopáusicas con cáncer tienen un tumor con receptores de estrógenos positivos (RE+). La incidencia de tumores RE+ es más baja entre las mujeres premenopáusicas. (11,12)

Otro receptor celular es el del factor de crecimiento epidérmico humano 2 (HER2; también llamado (HER2/neu o ErbB2); su presencia se correlaciona con un mal pronóstico en cualquier estadio tumoral. En aproximadamente el 20% de los pacientes con cáncer de mama, los receptores HER2 están sobreexpresados. Los fármacos que bloquean estos receptores forman parte del tratamiento habitual de estas pacientes. (11,12)

La mayoría de canceres en el tejido mamario se desarrolla en las células que cubren los conductos y lobulillos que son tumores epiteliales, menos comunes son los cánceres no epiteliales del estroma (p. ej., angiosarcoma, sarcomas principalmente estromales, tumor filoides o phyllodes).

Clasificación histopatológica

Por décadas el cáncer de mama se ha divido según la afección o no de la membrana basal en carcinomas in situ conocidos también como no invasores y cánceres invasores, cada uno de ellos tiene subtipos el Cáncer In Situ se divide en ductal y lobular. La OMS ha clasificado en 21 subtipos al Cáncer de mama siendo el más frecuente en 40-75% el Carcinoma ductal infiltrante además existe lobular invasivo, mucinosos, tubular, neuroendocrino y metaplásico medular. (7,9,11)

Carcinoma In Situ: Se caracteriza por proliferación de células tumorales dentro de los conductos y lobulillos sin invadir el estroma y se subdivide en dos tipos:

Carcinoma ductal in situ (CDIS):	Carcinoma lobulillar in situ (CLIS)
Cerca del 85% de los carcinomas in situ son de este tipo. El CDIS se detecta generalmente solo por la mamografía. Puede afectar un área pequeña o amplia de la mama; si un área amplia se compromete, con el tiempo se pueden desarrollar focos de invasión microscópica. En la imagen 2 Y 3 se muestra la histopatología de CDIS.	•Se clasifica en multifocal y bilateral. •Hay 2 tipos: clásico y pleomorfos El CLIS clásico no es maligno, pero aumenta el riesgo de desarrollar carcinoma invasor en cualquiera de los senos. Esta lesión no palpable en general se suele detectar con biopsia; rara vez se ve en una mamografía. El CLIS pleomorfo se comporta más como CDIS; debe ser extirpado con márgenes negativos.

Elaborado por: Kristopher Santo
Fuente: https://seom.org/info-sobre-el-cancer/cancer-de-mama?showall=1

Gráfico N 2.

CDIS papilar: las células cancerosas se ubican dentro de los conductos siguiendo un patrón en forma de dedos. Si las células son muy pequeñas, se las denomina micropapilares.
Fuente:
https://www.breastcancer.org/es/sintomas/tipos/cdis/diagnostico

Gráfico N 3

CDIS cribiforme: hay espacios vacíos entre las células cancerosas dentro de los conductos mamarios afectados (similar a la disposición de los orificios del queso suizo). **Fuente:** https://www.breastcancer.org/es/sintomas/tipos/cdis/diagnostico

Carcinoma Invasor

Es uno de los más peligrosos por su poder de metástasis es principalmente un adenocarcinoma y que alrededor del 80% es del tipo ductal infiltrante además existe tumores lobulillares infiltrantes Los tipos raros incluyen los medulares, los mucinosos, los metaplásicos y los tubulares. El carcinoma mucinoso tiende a desarrollarse en las mujeres mayores y ser de crecimiento lento. Las mujeres con este tipo de cáncer de mama tienen un pronóstico mucho mejor que las mujeres con otros tipos de cáncer de mama invasivo.

Es aquel que invade más allá de la membrana basal y se introduce en el estroma mamario, desde donde puede llegar a invadir los vasos sanguíneos, ganglios linfáticos regionales y a distancia. (1,2,3)

Entre los principales tipos histológicos de carcinoma de mama se encuentran:

Carcinoma invasor
•Ductal (79%)
•Lobulillar (10%)
•Tubular (6%)
•Mucinoso (2%)
•Medular (2%)
•Papilar (1%)
•Metaplásico (1%)

Elaborado por: Kristopher Santo
Fuente: https://www.medigraphic.com/pdfs/sinergia/rms-2017/rms171b.pdf

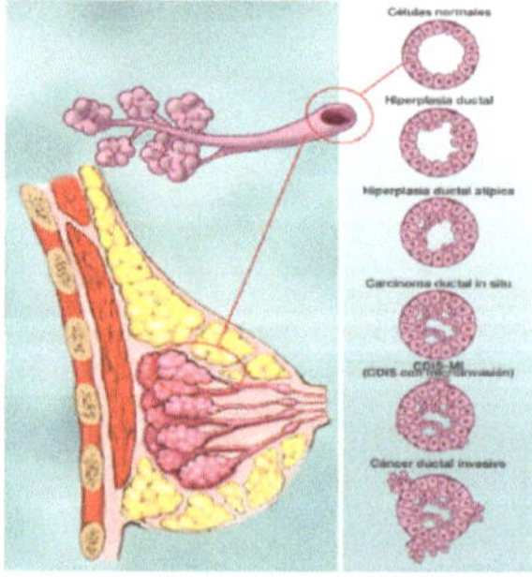

Gráfico N.4 Clasificación de la biopsia del tejido mamario
Fuente: https://www.breastcancer.org/es/sintomas/tipos/cdis/diagnostico

Cáncer de Mama Inflamatorio

Se caracteriza por ser de rápido crecimiento llegando a ser mortal, bloqueando los vasos linfáticos alrededor de la mama, haciendo que la misma tenga aspecto de estar inflamada, y la piel aparece engrosada, semejante a la cáscara de una naranja. Por lo general, el cáncer de mama inflamatorio se extiende a los ganglios linfáticos de la axila. Los ganglios linfáticos se sienten como nódulos duros. Sin embargo, a menudo no se puede palpar una masa en la mama, porque este tipo de cáncer se dispersa en todo el seno.(4,5)

La Enfermedad de Paget del Pezón

Es un tipo de Cáncer de mama en forma de carcinoma ductal in situ que se extiende por toda la piel del pezón y la areola, que se manifiesta como lesiones cutáneas en la piel parecidas a lesiones eccematosa o psoriasiforme.

En la epidermis aparecen células malignas características llamadas de Paget. Las mujeres con enfermedad de Paget del pezón a menudo tienen un cáncer subyacente, in situ o invasor.

Otra forma de clasificar el carcinoma de mama es mediante la utilización de la inmunohistoquímica, que permite detectar proteínas en las células, lo cual ha llevado a categorizar los carcinomas de mama según la expresión de receptores de estrógenos, progesterona y de los receptores HER2 (factor de crecimiento epidérmico). Entre el 75% y el 80 % cánceres son positivos para receptores hormonales de estrógenos o progesterona, y entre el 15% y el 20% son positivos para HER2.

El porcentaje remanente entre el 10% y el 15% representa los carcinomas de mama triple negativo (CMTN) definidos por la ausencia de expresión de receptores hormonales y de HER2. (7,8,9)

Desde el punto de vista de expresión de genes, se dividen en 5 grupos:

Clasificación por inmunohistoquímica
•Normal
•Luminal A
•Luminal B
•Basal
•HER2

Elaborado por: Kristopher Santo
Fuente: https://www.medigraphic.com/pdfs/sinergia/rms-2017/rms171b.pdf

Los tumores Luminal A, son ER positivo, PR positivo y HER2 negativo con Ki-67 bajo, tienen mejor pronóstico que los demás y son los más frecuentes, usualmente se ven en CDI, carcinoma lobular clásico, neuroendocrino, etc. Los tumores Luminal B son ER positivo, PR y el HER2 pueden estar negativo o positivo, pero con Ki-67 alto y se pueden ver en CDI y micropapilar. Tienen un pronóstico más sombrío al Luminal A.

Los tumores HER2 son ER/PR negativo (minoría puede ser positivo), HER2 positivo y Ki-67 alto, se ven en CID, apocrino o pleomórfico lobular (3). Los pacientes con metástasis, especialmente pleural, y sobreexpresión del HER2 tienen un pronóstico malo y se pueden beneficiar de quimioterapia, para aumentar la supervivencia y calidad de vida.

Los tumores triples negativo (basal-like), como el nombre lo dice y ya descrito antes, no presentan ER/PR y HER2. Son los más agresivos, muestran un diferente comportamiento a los demás y responden menos a la quimioterapia. (5,6,7)

Factores de riesgo
La edad de incidencia y detección del cáncer de mama está por encima de los 50 años, pero también se ha detectado cáncer de mama en mujeres menores de 40 años de edad.

La supervivencia media relativa del cáncer de mama tras cinco años es del 89.2% de forma global. El estadio en el que se ha diagnosticado el cáncer influye en la supervivencia. La supervivencia en el estadio I es de más del 98% y en cambio en los estadios III la supervivencia desciende al 24%.

Existen factores de riesgo que pueden causar cáncer de mama. La mayor parte de los ellos se relaciona con los antecedentes reproductivos que modulan la exposición hormonal durante la vida. (2,3,4)

Los factores de riesgo para padecer un cáncer de mama se describen en la siguiente Tabla 1:

EDAD	**El principal factor de riesgo para padecer un cáncer de mama, el riesgo aumenta al aumentar la edad.**
PREDISPOSICIÓN GÉNETICA	Las mutaciones genéticas hereditarias más importantes son BRCA1 y BRCA2. Corresponden al 10 % de los casos.
Cáncer familiar	comprende el 20 % de los casos.
Factores hormonales:	se relaciona con las hormonas reproductivas femeninas Menarquia precoz, nuliparidad, edad tardía en la primera gestación y menopausia tardía elevan el riesgo; en posmenopáusicas, la obesidad y el tratamiento hormonal sustitutivo.
Proliferaciones benignas:	la hiperplasia ductal aumenta el riesgo en 1,5-2 veces; la atipia ductal o la hiperplasia lobular 4-5 veces
Factores Ambientales:	Exposición a radiaciones.
Historia personal de cáncer de mama invasivo	Las mujeres que han tenido un cáncer de mama invasivo tienen más riesgo de padecer un cáncer de mama contralateral, carcinoma ductal in situ o carcinoma lobulillar in situ.
Densidad Mamaria:	Eleva en mamografías.
El consumo de alcohol.	**La obesidad.**
Antecedente de enfermedad contralateral de mama.	Después de 10 años con el diagnóstico de cáncer de mama, hay un 3-10% de riesgo de padecer de cáncer en la mama sana

Elaborado por: Kristopher Santo
Fuente: https://www.scielo.sa.cr/pdf/mlcr/v35n1/1409-0015-
mlcr-35-01-44.pdf

Los factores de riesgo no indican necesariamente que usted vaya a desarrollar cáncer de seno. Algunas mujeres con cáncer de seno no presentan factores de riesgo. Por otro lado, muchas mujeres con factores de riesgo nunca desarrollan la enfermedad.

Detección precoz y cribado

Es muy importante realizar un cribado del cáncer de mama, ya que con el cribado se puede detectar precozmente tumores en la mama debido a su alta incidencia y mortalidad como como por sus repercusiones físicas, psicológicas y económicas en la población. Detectar el cáncer de mama a tempranos etapas nos ayuda a tomar mejores decisiones y para un tratamiento de adecuado del mismo, así disminuir la mortalidad de esta patología.

El pronostico de la enfermedad depende de la extensión de la patología a pesar de los avances diagnósticos y terapéuticos. De ahí que el conseguir un diagnóstico precoz siga siendo la mejor vía para mejorar sus posibilidades de curación.

La mamografía se ha acreditado como la prueba de cribado más efectiva. Los programas de cribado mediante mamografía consiguen una disminución en la mortalidad por cáncer de mama.

Aunque se puede lograr cierta reducción del riesgo mediante medidas de prevención, esas estrategias no pueden eliminar la mayoría de los cánceres de mama que se registran en los países de ingresos bajos y medios. (5,8,13)
Métodos de detección precoz:
- Reconocimiento precoz de los signos y síntomas en la población sintomática, para el diagnóstico y tratamiento adecuado.
- Aplicación de un sistema de cribado en la población aparentemente asintomático con el objetivo de buscar anomalías en las glándulas mamarias.
- La mamografía es el único método de cribado al momento eficaz para personas especialmente mujeres de mas 50 años para descartar el cáncer de mama en pacientes asintomáticos como prueba a toda mujer que supere esta edad con una eficacia 70% para reducir la mortalidad en toda la población y además reduce la mortalidad del 20 a 30% en las mujeres de más de 50 años.
- Examen clínico mamario por profesionales de la salud.
- Resonancia magnética en pacientes de alto riesgo.
- Autoexamen mamario mensual.

Independientemente del método de detección precoz utilizado, dos aspectos esenciales para el éxito de la detección precoz poblacional son una atenta planificación y un programa bien organizado y sostenible que se focalice en el grupo de población adecuado y garantice la coordinación, continuidad y calidad. (6,7)

Prevención

El control de factores de riesgo específicos modificables, así como una prevención integrada eficaz de las enfermedades no transmisibles que promueva los alimentos saludables, la actividad física y el control del consumo de alcohol, el sobrepeso y la obesidad, podrían llegar a tener un efecto de reducción de la incidencia de cáncer de mama a largo plazo.

Síntomas

- Nódulo palpable en la mama no doloroso con bordes irregulares, es el signo más frecuente del cáncer de mama.
- Retracción del pezón o alteraciones de la piel de mama.
- Secreción del pezón, persistente y reproducible al examen espontaneo.
- Senos enrojecidos, inflamados y calientes.
- Pesadez, dolor, aumento del tamaño del seno, sensibilidad aumentada y pezones invertidos.
- Engrosamiento asimétrico nodular.
- Sospecha clínica de Enfermedad de Paget.
- Mujeres con diagnóstico previo de cáncer de mama.

Las guías para el tamizaje con mamografía para las mujeres con un riesgo promedio de cáncer de mama varían, pero en general, la detección comienza a los 40, 45 o 50 años y se repite cada año o dos años hasta los 75 años o la esperanza de vida < 10 años. (8,9)

Tabla 2. Recomendaciones para el cribado del cáncer de mama con mamografía en mujeres con riesgo promedio.

Recomendaciones	USPSTF	SCA	ACP	AAFP	ACOG	ACR	NCCN
Edad de inicio (años)	50	45	50	50	40	40	40
Frecuencia(años)	2	Anualmente hasta los 54 años, luego cada 2 años	1-2	2	1	1	1
Edad de Cese (años)	75	Cuando la esperanza de vida es < 10 años	75	75	75	75	75

Mujeres de 40-50 años: se recomienda el asesoramiento sobre los riesgos y los beneficios de la mamografía; la evaluación se puede realizar en función del riesgo y la preferencia de la paciente.

Mujeres ≥ 75 años: el cribado se puede realizar si la esperanza de vida es buena o si la paciente lo solicita.

AAFP = American Academy of Family Physicians; ACOG = American College of Obstetricians and Gynecologists; ACP = American College of Physicians; ACR = American College of Radiology; ACS = American Cancer Society; NCCN = National Comprehensive Cancer Network; USPSTF = US Preventive Services Task Force.

Tomado de: Merck and Co., Inc., Kenilworth, NJ, USA Fuente: https:// www.msdmanuals.com/es-ec/professional/ginecolog%C3%ADa-y-obstetricia/trastornos-mamarios/c%C3%A1ncer-de-mama

Diagnostico

Cuando existe una sospecha de cáncer de mama bien por la exploración física o bien por una mamografía de rutina, se inicia un estudio para confirmar o descartar esa sospecha. Las pruebas de imagen orientaran sobre el diagnóstico, pero el diagnóstico de certeza de cáncer de mama requiere siempre una confirmación con biopsia. (11,12)

Mamografía

La mamografía es un tipo de examen con rayos X que se usa para examinar los senos. Este tipo de examen por imágenes consiste en exponer los senos a una pequeña cantidad de radiación ionizante para obtener imágenes del interior de los senos.

En la mamografía se realizan radiografías con bajas dosis de rayos X de ambas mamas en 1 (oblicua) o 2 proyecciones (oblicua y craneocaudal).

La tomosíntesis de mama (mamografía tridimensional) hecha con la mamografía digital aumenta ligeramente la tasa de detección del cáncer y disminuye la necesidad de repetición de las imágenes; esta prueba es útil para las mujeres con tejido mamario denso.

Son signos de malignidad detectados en la mamografía los siguientes datos:
1. Nódulo denso, espiculado, de contornos irregulares.
2. Microcalcificaciones agrupadas finas e irregulares en número superior a seis y no diseminadas.
3. Desestructuración del tejido mamario con pérdida de su arquitectura. (5,6,7)

El sistema BI-RADS se encuentra estandarizado, estableciendo categorías que marcan pautas de actuación, ver Tabla 3.

Tabla 3. Clasificación BI-RADS mamográfico

Tabla 3. Clasificación BI-RADS mamográfico		
	Lesiones detectadas en mamografía	Riesgo de cáncer %
BIRADS 1	•Estudio Negativo	0
BIRADS 2	•Ganglio linfático intramamario. •Fibroadenoma Hialinizado. •Calcificaciones Benignas.	0
BIRADS 3	•Nódulos bien circunscritos. •Asimetrías focales. •Microcalcificaciones puntiformes o redondeados	<2
BIRADS 4	•Nódulos de contornos mal definidos •Microcalcificaciones pleomórficas	25-90
BIRADS 5	•Nódulos estrellados. •Microcalcificaciones vermiculares	>90
BIRADS 0	•Estudio que es insuficiente para poder dar un diagnostico	

Tomado de: Breast Imaging Reporting and Data System Fuente: https://www.medigraphic.com/pdfs/sinergia/rms-2017/rms171b.pdf

Densidad de las mamas al realizar una mamografía se muestra en el Grafico N.6 para su clasificación en el Sistema BIRADS.

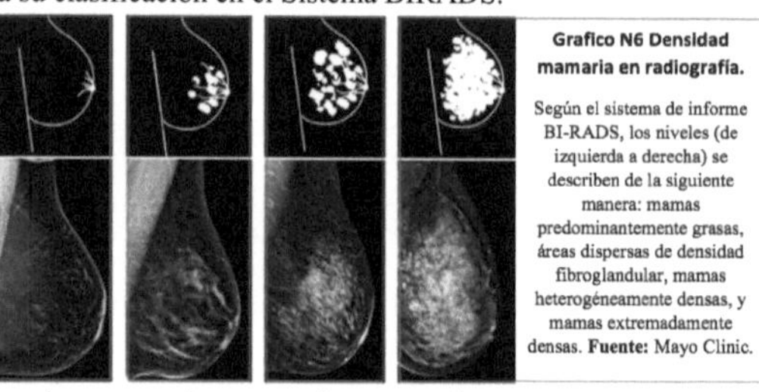

Grafico N6 Densidad mamaria en radiografía.

Según el sistema de informe BI-RADS, los niveles (de izquierda a derecha) se describen de la siguiente manera: mamas predominantemente grasas, áreas dispersas de densidad fibroglandular, mamas heterogéneamente densas, y mamas extremadamente densas. **Fuente:** Mayo Clinic.

Autoexploración mamaria

La autoevaluación o exploración mamaria su uso es todavía controvertido, pero no ayuda a tomar conciencia en la mujer en la importancia detectar cualquier anomalía o masa en la glándula mamaria.

El examen clínico de mama es por lo general parte de la atención de rutina anual para las mujeres > 40 años, En cambio el autoexamen mamario solo no ha demostrado reducir la tasa de mortalidad, pero la evidencia sobre su utilidad es mixta, y se usa en todo el mundo. Las pacientes deben ser instruidas para realizarse el autoexamen mamario mensual el mismo día cada mes. Para aquellas que aún menstrúan se recomienda realizarlo 2 o 3 después de la menstruación, porque es menos probable que las mamas estén doloridas o edematizadas.

El autoexamen mamario puede ser realizado de tres formas:
• Círculos: Mover los dedos en pequeños círculos alrededor de la mama, que comienza en el pezón y moviéndose gradualmente hacia afuera
• En porciones: Imaginando el pecho como un pastel dividido en igualdad de porciones, comenzando en el borde externo de la mama y moviéndose hacia el pezón para palpar cada porción. (1,2,8,12)
• En líneas: Mover los dedos hacia arriba y hacia abajo en líneas verticales, que va desde el área de la axila a bajar por debajo de la mama, y repitiendo el movimiento hacia arriba y hacia abajo hasta que se haya comprobado toda la mama y la axila (Figura N.6).

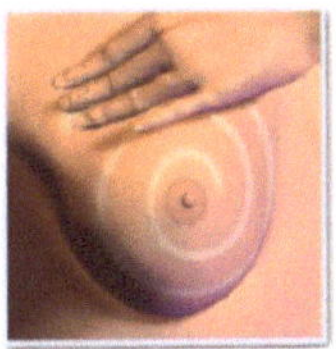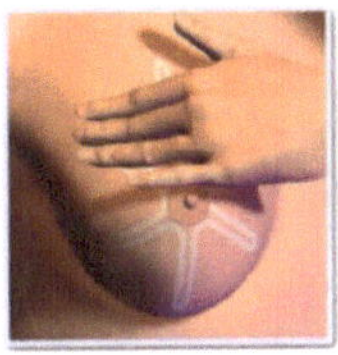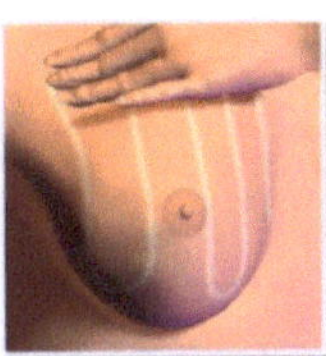

Gráfico N.6 Técnica de examen Mamario Fuente: https:gnostico

Ecografía

Técnica que utiliza los ultrasonidos para producir una imagen y que puede distinguir lesiones quísticas (rellenas de líquido, normalmente no tumorales) de lesiones sólidas (más sospechosas). Es más útil en mujeres jóvenes debido a la densidad del tejido mamario y muchas veces esta técnica complementa a la mamografía. La ecografía también puede valorar el estado de los ganglios de la axila que son el primer sitio de diseminación del cáncer de mama. (3)

En el siguiente Grafico N.7 se observa dos tipos de ecografías la imagen A. Ecografía mamaria normal y la imagen B. Ecografía mamaria anormal.

A. Ecografía mamaria normal   B. Ecografía mamaria anormal

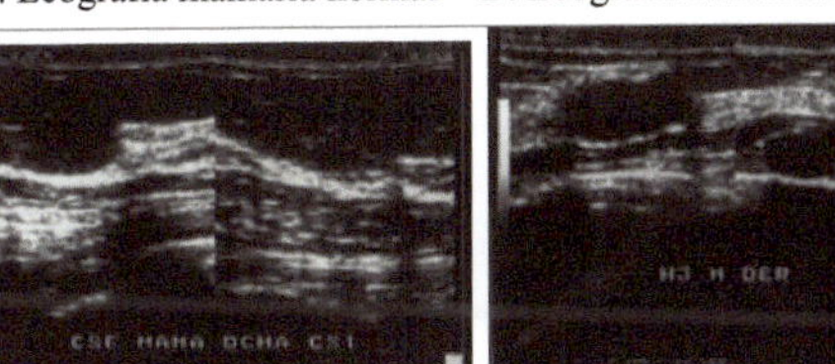

Imágenes hipoecoicas de contornos netos y contenido homogéneo: nódulos sólidos (probablemente fibroadenomas)

Gráfico N.7. Ecografía Mamaria
Fuente: file:///C:/Users/User/Downloads/
Ecografia_mamaria_nuestra_experiencia_y_sus_indica.pdf

Resonancia magnética nuclear (RMN)

Es una exploración radiológica que utiliza la acción de un campo electromagnético para la obtención de imágenes. Puede ser necesaria en mujeres con tejido mamario denso, mujeres con mutación del gen BRCA o mujeres portadoras de prótesis de silicona. Se considera que la RMN como el mejor examen clínico mamario o la mamografía para el cribado en las mujeres con riesgo alto (p. ej., > 20%) de cáncer de mama, como las que portan mutaciones de los genes BRCA. Para estas mujeres, el cribado debe incluir resonancia magnética, así como la mamografía y el examen clínico mamario. Si se sospecha un cáncer de mama el siguiente paso es tomar una muestra de tejido del mismo para analizarlo. (3,4,8)

En mujeres en edad fértil debe llevarse a cabo entre los días 7 y 15 del ciclo menstrual para reducir la tasa de falsos positivos por estimulación hormonal. La clasificación TNM (tumor, ganglios, metástasis). Debido a que el examen clínico y las imágenes tienen baja sensibilidad para el compromiso linfático, la estadificación se refina aún más durante la cirugía, cuando pueden evaluarse los ganglios regionales. Sin embargo, si las pacientes tienen ganglios axilares palpables anormales, antes de la cirugía se puede hacer una biopsia por aspiración con aguja fina guiada por ecografía o una biopsia por punción con aguja gruesa:

- Si los resultados son positivos, la disección de ganglios linfáticos axilares se realiza normalmente durante el procedimiento quirúrgico definitivo.
- Si los resultados son negativos, en su lugar se puede hacer una biopsia de ganglio linfático centinela, un procedimiento menos agresivo.

El pronóstico y su tratamiento no solo dependen del grado histológico mencionado sino también de su clasificación TNM, ver Tabla 4.

Tabla 4. Clasificación TNM

Tumor Primario		Nódulos Linfáticos Regionales		Metástasis	
Tx	Tumor desconocido	N0	No se palpan ganglios axilares	MX	No se pueden evaluar metástasis distantes
T0	Sin evidencia de tumor primario	N1	Ganglios axilares fijos del lado del tumor	M0	No hay metástasis a distancia
Tis	Carcinoma in situ	N2	Ganglios axilares fijos en el mismo lado en ausencia de metástasis	M1	Metástasis a distancia
T1, T1m ic, T1a, T1b, T1c	Tumor de 2cm o menos en su diámetro mayor Microinvasor de de menos 0,1 cm en su diámetro mayor Tumor de 0,5 cm o menos. Tumor mayor de 0,5 y hasta 1 cm Tumor mayor de 1 cm y hasta 2 cm	N3	Metástasis en ganglios infra o supraclaviculares.		
T2	Tumor mayor de 2cm y hasta 5 cm				
T3	Tumor mayor de 5 cm				
T4	Tumor de cualquier tamaño con extensión a pared torácica o a piel.				
T4a	a Extensión a pared torácica				
T4b	Piel con edema, ulceración o nódulos satélites en la mama.				
T4c	Suma de a+ b				
T4d					

Tomado de: sistema TNM del American Joint Committee on Cancer (AJCC)
Fuente: https://www.cancer.net/es/tipos-de-c%C3%A1ncer/c%C3%A1ncer-de-mama/estadios

Biopsia

Consiste en la extracción de una muestra del tejido de la zona sospechosa para analizarlo en el microscópico y poder determinar las características benignas o malignas del mismo, así como el tipo de células tumorales, el grado de agresividad de las mismas y algún otro parámetro de interés a la hora de tomar decisiones sobre el tratamiento.

La biopsia puede hacerse por palpación directa o guiada por ecografía, esto puede hacerse con una aguja fina (PAAF) o con aguja gruesa (BAG) para obtener mayor cantidad de tejido. En ocasiones, puede ser necesaria una biopsia en el quirófano.

A veces, cuando la zona sospechosa sólo se ve en pruebas de imagen y no hay alteraciones en la exploración física, se marca la zona sospechosa con una aguja guiada por alguna técnica de imagen para que pueda ser identificada después por el cirujano. (9,10,12)

Pruebas que valorarán si existe diseminación de la enfermedad a otros órganos

Tras la confirmación del diagnóstico de cáncer de mama con biopsia se realizan otras pruebas radiológicas para asegurarse que no existen metástasis en otros órganos. Estas exploraciones suelen recomendarse para estadios II o superiores. En las pacientes con tumores pequeños y ganglios negativos (estadio I) estos estudios no son necesarios.

Radiografía de tórax: normalmente se realiza antes de la cirugía y sirve para descartar afectación pulmonar por el tumor.

Ecografía abdominal: imagen del abdomen, conseguida utilizando ultrasonidos. Se utiliza para valorar el hígado y resto de estructuras abdominales.

Gammagrafía ósea: es un examen que detecta áreas de aumento o disminución en el metabolismo de los huesos y se utiliza entre otras cosas para valorar si el tumor se ha extendido a los huesos.

Tomografía axial computarizada (TAC): Es otra técnica radiológica que sirve para descartar afectación a distancia de la mama (ganglios, hígado, pulmones, hueso).

Tratamiento

El tratamiento del cáncer de mama se basa en la combinación de cirugía, radioterapia, quimioterapia, hormonoterapia y nuevas dianas. La selección del tratamiento depende del estadio, de las características del tumor y de factores individuales.

Para entender el tratamiento del cáncer de mama es necesario comprender la historia natural del tumor. En el siglo XIX se creía que el cáncer de mama era una enfermedad local y que se extendía por contigüidad, primero localmente, luego a la axila y finalmente a otros órganos. Por este motivo se defendían cirugías agresivas con extirpación de la mama y los músculos pectorales, y extensas linfadenectomías, incluso con extirpación de los ganglios supraclaviculares o de la cadena. (5,8)

El abordaje va a depender de la estadificación de la neoplasia según los criterios establecidos. Básicamente se puede dividir en:

Enfermedad temprana: todos los esfuerzos están enfocados en el objetivo de curación, la mayoría de los tumores son abordados quirúrgicamente. Posteriormente mediante a los resultados anatomopatológicos (TNM, grado histológico, invasión a vasos linfáticos y vasculares, sobre expresión de HER-2, índice y proliferación Ki67) se planifica un tratamiento adyuvante con quimioterápia. (8)

Enfermedad localmente avanzada: se da inicialmente una terapia de medicamentos quimioterapéuticos neoadyuvante, con la intención de reducir el volumen tumoral, aumentar las posibilidades de resección, seguida de una intervención quirúrgica. (11,12)

Enfermedad metastásica: En estos casos todos los esfuerzos están enfocados en el objetivo de la paliación, (Medicina Paliativa) con la intención de aumentar su probabilidad de sobrevida, disminuir los síntomas asociados al tumor y mejorar la calidad de vida. (13)

Cirugía

La cirugía abarca mastectomía o cirugía conservadora de la mama más radioterapia.

La mastectomía es la extirpación total de la mama e incluye los siguientes tipos:
- **Mastectomía con conservación de piel:** conserva los músculos pectorales y suficiente piel para cubrir la herida, por lo que la reconstrucción mamaria es mucho más fácil, y se conservan los ganglios linfáticos axilares
- **Mastectomía con conservación del pezón:** igual que la mastectomía con preservación de la piel, pero con preservación del pezón y la aréola
- **Mastectomía simple:** sin afectación de los músculos pectorales y los ganglios linfáticos axilares
- **Mastectomía radical modificada:** Conserva los músculos pectorales y extirpa algunos ganglios linfáticos axilares
- **Mastectomía radical:** extirpación de los ganglios linfáticos axilares y los músculos pectorales

Rara vez se indica mastectomía radical a menos que el cáncer haya invadido los músculos pectorales.

La cirugía conservadora de la mama implica determinar el tamaño del tumor y los márgenes requeridos (en función del tamaño del tumor en relación con el volumen de la mama) y luego extirpar quirúrgicamente el tumor con sus márgenes. Se usan varios términos (p. ej., tumorectomía, escisión amplia, cuadrantectomía) para describir la cantidad de tejido mamario que se extrae. (8,9,11,13)

Para pacientes con cáncer invasor, las tasas de supervivencia y de recidiva no difieren significativamente si se usa mastectomía o cirugía de conservación mamaria más radioterapia.

Así, las pacientes pueden guiar la elección de su tratamiento dentro de ciertos límites. La principal ventaja de la cirugía de conservación mamaria más radioterapia es hacer una cirugía menos extensa y tener la oportunidad de conservar la mama. En el 15% de las pacientes tratadas de esta manera, los

los resultados estéticos son excelentes. Sin embargo, la necesidad de extirpación total del tumor con márgenes libres está por encima de las consideraciones estéticas.

Algunos médicos utilizan quimioterapia preoperatoria para encoger el tumor antes de extirparlo y aplicar radioterapia; así, algunas pacientes que de otra manera hubiesen requerido mastectomía pueden recibir una cirugía de conservación mamaria. Los primeros datos sugieren que este abordaje no afecta la supervivencia. (6,7,8)

Radioterapia
Si indica radioterapia después de la mastectomía si cualquiera de los dos siguientes está presente:
• El tumor primario es ≥ 5 cm.
• ≥ 4 ganglios axilares comprometidos.

En estos casos, la radioterapia reduce significativamente la incidencia de recidivas locales en la pared torácica y en los ganglios regionales y mejora la tasa de supervivencia global.

La radioterapia después de la cirugía conservadora de la mama reduce significativamente la incidencia de recidivas locales en la mama y en los ganglios regionales y puede mejorar la tasa de supervivencia global. (8,9,10)

Pronóstico
El cáncer de mama usualmente es tratado con cirugía, radioterapia, quimioterapia y terapia antihormonal y su pronóstico dependerá del estadiaje clínico (TNM) y patológico (histología, biomarcadores, biología molecular).
• Alto riesgo de recurrencia local: 4 o más nódulos axilares positivos.
• Evidencia de extensión extra capsular nodal.
• Tumores primarios grandes.
• Márgenes positivos postquirúrgicos.

La disminución de la mortalidad se ha logrado con la cirugía, la terapia sistémica y el diagnóstico temprano mamaria interna. Pero estas cirugías mutilantes no consiguieron mejorar la supervivencia. Un siglo más tarde nació la concepción de "enfermedad micrometastásica precoz" y se instauraron tratamientos sistémicos en la enfermedad "aparentemente localizada", lo cual permitió optimizar los resultados con cirugías menos agresivas.

Se distinguen dos tipos de tratamiento:
- Locales: cirugía y radioterapia sobre la mama y las cadenas ganglionares.
- Sistémicos: quimioterapia, hormonoterapia y nuevas dianas. Van encaminados a erradicar la enfermedad metastásica o micrometastásica. (5,6,11,13)

Protocolo de diagnóstico de Tamizaje Precoz
La imagen muestra flujograma para solicitar estudio de mamografía.

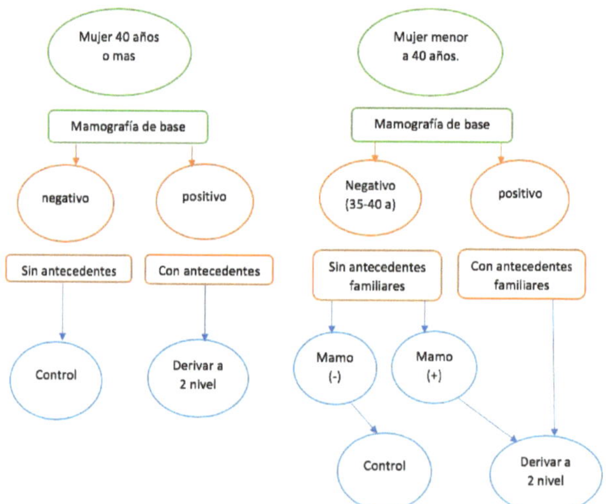

Modificada por: Kristopher Santo
Fuente: http://portal.mspbs.gov.py/dvent/wp-content/uploads/2017/11/
Manual-2017-Cancer-Mamas-PNPCACUM-oficial.pdf

Protocolo de Diagnóstico de Masa o Tumor en la Mujer

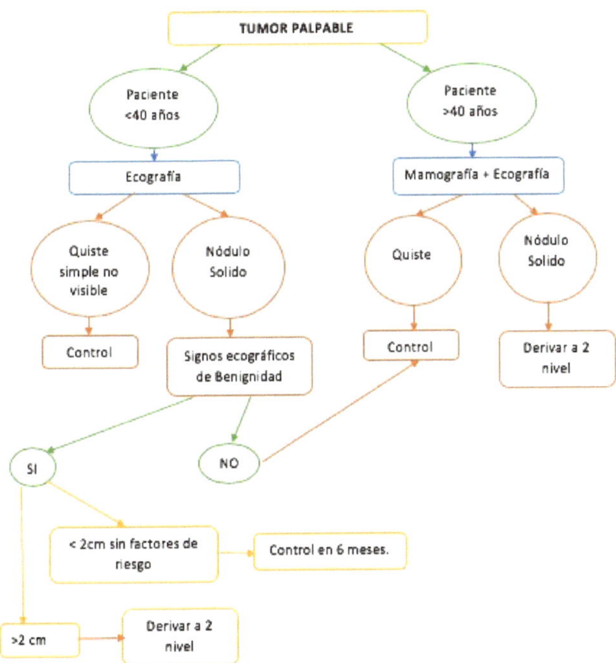

Modificada por: Kristopher Santo
Fuente: http://portal.mspbs.gov.py/dvent/wp-content/uploads/2017/11/
Manual-2017-Cancer-Mamas-PNPCACUM-oficial.pdf

—— Bibliografía ——

1.Santaballa A. *Cáncer de mama - SEOM: Sociedad Española de Oncología Médica © 2019 [Internet]. Seom.org. 2020 [cited 26 April 2020]. Available from: https://seom.org/info-sobre-el-cancer/cancer-de-mama?showall=1*

2.Espinosa Ramírez M. *Cáncer de Mama [Internet]. Medigraphic.com. 2020 [cited 26 April 2020]. Available from: https://www.medigraphic.com/pdfs/sinergia/rms-2017/rms171b.pdf*

3.Mora Rosenkranz, B., 2020. *Generalidades De Cáncer De Mama Para Médico General. [online] Scielo.sa.cr. Available at: <https://www.scielo.sa.cr/pdf/mlcr/v35n1/1409-0015-mlcr-35-01-44.pdf> [Accessed 26 April 2020].*

4.Arce, C., Bargalló, E., Gamboa, C., Lara, F., Pérez Sánchez, V. and Villarreal, P., 2020. *Cáncer De Mama. [online] Incan-mexico.org. Available at: <http://incan-mexico.org/revistainvestiga/elementos/documentosPortada/1327324685.pdf> [Accessed 26 April 2020].*

5.De Juan, A., Calera, L., Gutiérrez, L., Saiz, L. and Ruiz de la Fuente, M., 2020. *Actualización Del Tratamiento Del Cáncer De Mama. [online] Esteve.org. Available at: <https://esteve.org/wp-content/uploads/2018/01/136579.pdf> [Accessed 26 April 2020].*

6.Vich, P., Brusint, B., Álvarez-Hernández, C., Cuadrado-Rouco, C., Diaz-García, N. and Redondo-Margüello, E., 2020. *Actualización Del Cáncer De Mama En Atención Primaria (I/V). [online] Elsevier DOI: 10.1016/j.semerg.2014.02.012. Available at: <https://www.elsevier.es/es-revista-medicina-familia-semergen-40-articulo-actualizacion-del-cancer-mama-atencion-S1138359931400104X> [Accessed 26 April 2020].*

7.(OMS | Cáncer de mama: prevención y control, 2020).| *Cáncer De Mama: Prevención Y Control. [online] Available at: <https://www.who.int/topics/cancer/breastcancer/es/index3.html> [Accessed 26 April 2020].*

8.Ann Kosir, M., 2020. *Cáncer De Mama - Ginecología Y Obstetricia - Manual MSD Versión Para Profesionales. [online] Manual MSD versión para profesionales. Available at: <https://www.msdmanuals.com/es-ec/professional/ginecolog%C3%ADa-y-obstetricia/trastornos-mamarios/c%C3%A1ncer-de-mama> [Accessed 26 April 2020].*

9.Asco, J., 2020. *Cáncer De Mama - Estadios. [online] Cancer.Net. Available at: <https://www.cancer.net/es/tipos-de-c%C3%A1ncer/c%C3%A1ncer-de-mama/estadios> [Accessed 26 April 2020].*

10.Salud.gob.ec. 2020. *Cifras De Ecuador – Cáncer De Mama – Ministerio De Salud Pública. [online] Available at: <https://www.salud.gob.ec/cifras-de-ecuador-cancer-de-mama/> [Accessed 26 April 2020].*

11.Alonso Álvarez, B., Sánchez Olas, A. and Tubío Bujaralce, J., 2020. *PROTOCOLO DE CÁNCER DE MAMA. [online] Seoq.org. Available at: <https://seoq.org/docs/protocolo_cancer_mama_huryc.pdf> [Accessed 26 April 2020].*

12. Maffuz-Aziz, A., Labastida-Almendaro, S. and Espejo-Fonseca, A., 2020. *Características Clinicopatológicas Del Cáncer De Mama En Una Población De Mujeres En Méxicoclinical And Pathological Features Of Breast Cancer In A Population Of Mexico. [online] https://doi.org/10.1016/j.circir.2016.08.004. Available at: <https://www.researchgate.net/publication/308344622_Caracteristicas_clinicopatologicas_del_cancer_de_mama_en_una_poblacion_de_mujeres_en_Mexico> [Accessed 26 April 2020].*

13. Tresserra, F., Ara, C., Montealegre, P., Martinez, M., Fábregas, R. and Pascual, M., 2020. *Redirecting. [online] Revista de Senología y Patología Mamaria. Available at: <https://doi.org/10.1016/j.senol.2017.04.001> [Accessed 26 April 2020].*

14. Villalba, V., Maldonado de Campagne, N. and Guggiar, G., 2020. *Manual Nacional de Normas y Procedimientos para la Prevención y el Control del Cáncer de Mama en el Paraguay. [online] Portal.mspbs.gov.py. Available at: <http://portal.mspbs.gov.py/dvent/wp-content/uploads/2017/11/Manual-2017-Cancer-Mamas-PNPCACUM-oficial.pdf> [Accessed 26 April 2020].*

CAPÍTULO 3

Cristina Alejandra Vega Ruiz

Cáncer De Cérvix

Definición

El cáncer de cérvix es la neoplasia maligna ginecológica más frecuente, se define como crecimiento anormal de las células epiteliales que están ubicadas en el cuello de la matriz. Inicialmente el proceso condiciona anomalías, no necesariamente cancerosas; que no se visualizan con simple inspección, por lo cual continua su invasión al tejido de manera gradual y pausada. No se ha determinado un agente causal específico del proceso canceroso; sin embargo existen algunas enfermedades de transmisión sexual (ETS) que predisponen al desarrollo del mismo, como el virus del papiloma humano (VPH) correlacionado como el factor de riesgo principal. (1) (2)

Epidemiología

El cáncer cérvix es la cuarta neoplasia más frecuente en mujeres a nivel mundial, se calcula que en 2018 se diagnosticaron unos 570.000 nuevos casos, suponiendo un 6.6% de los cánceres en mujeres y se registraron un total de 311.365 muertes. Las tasas de incidencia más altas se producen en América Central y del Sur, en el África subsahariana y en el sudeste asiático. (2)

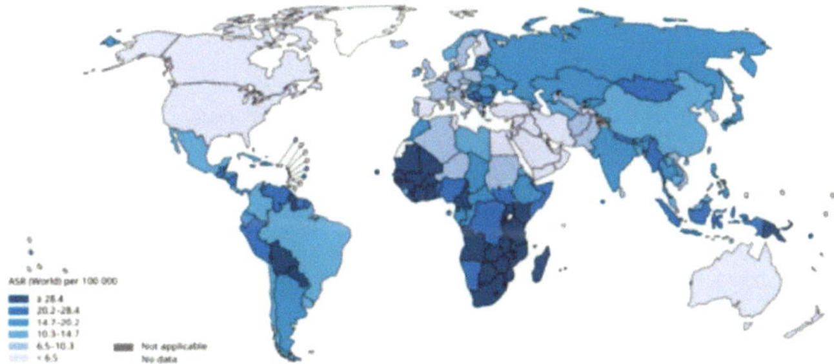

International Agency for Research on Cancer 2018. Incidencia mundial de cáncer de cérvix. Imagen disponible en: https://seom.org/info-sobre-el-cancer/cervix?start=2 Cita en texto (2)

Se calcula que el 85-90% de las muertes tuvieron lugar en los países subdesarrollados, siendo la tasa de mortalidad 18 veces mayor en países de bajos y medianos ingresos. (2)

En Ecuador el cáncer de cérvix es el segundo en frecuencia en la población femenina, representando un 10.6% (1612) del total de casos de cáncer diagnosticados; los datos se obtuvieron mediante el Registro Diario Automatizado de Consultas y Atenciones Ambulatorias (RDACAA 2013-2018). (3)

El cribado mediante citología con técnica de Papanicolaou combinado con el tratamiento de fases incipientes, ha logrado reducir hasta el 70% el porcentaje de muertes en países desarrollados. La citología por si misma tiene baja sensibilidad y alta especificidad; pero combinada con detección molecular de VPH, logra incrementar la sensibilidad hasta el 96% para detección de lesiones; adicionalmente la inmunización contra los serotipos de VPH más correlacionados con lesiones cancerígenas ayuda a reducir la morbi-mortalidad por Cáncer de Cérvix. En base a lo antes expuesto, se observó una relación directamente proporcional entre tasas de incidencia-mortalidad e ingresos económicos en un estudio realizado en 38 países de los 5 continentes. (2)

Predisposición Genética.- La susceptibilidad genética es menor del 1% de los cánceres cervicales. Las mujeres con un pariente biológico en primer grado con Cáncer tienen un riesgo relativo de 2 veces de desarrollar un tumor. (4)

Las siguientes recomendaciones fueron emitidas para grupos de edad específicos, basadas en las directrices de la Colegio Americano de Obstetras y Ginecólogos (ACOG), Sociedad Americana del Cáncer (ACS), Sociedad Americana de Patología Clínica (ASCP), la Sociedad Americana de Colposcopía y Patología Cervical (ASCCP), US Preventive Services Task Force (USPSTF)), son las siguientes (4):

> <21 años: No se recomienda el cribado
> 21-29 años: Citología (Papanicolaou) solo cada 3 años
> 30-65 años: Virus del papiloma humano (VPH) y citología cada 5 años
> (preferido) o citología sola cada 3 años (aceptable)
> > 65 años: No se recomienda el cribado si el cribado previo adecuado ha
> sido negativo y no existe alto riesgo

Es importante que ante la presencia de síntomas sospechosos, se realicen pruebas de detección.

Grupos de Riesgo

Numerosos estudios de grupos de riesgos han permitido clasificarlos de la siguiente manera (5):

Bajo Riesgo	Alto riesgo
Mujeres que nunca han tenido relaciones sexuales.	Edad temprana de inicio de las relaciones sexuales.
Mujeres de 64 años o más con tres estudios citológicos previos negativos en los últimos 10 años.	Promiscuidad sexual o parejas de alto riesgo. Falta de uso de métodos de barrera.
Mujeres con histerectomía total por procesos benignos.	Antecedente de co infección por enfermedad de transmisión sexual.
Mujeres con test de HPV negativo.	Inmunosupresión (transplantes, enfermedades autoinmunes, VIH, etc).
Multiparidad y primer embarazo a una edad temprana.	Infección por VPH, debido al potencial oncogénico de los subtipos.
Tabaquismo, duplica el riesgo respecto a las no fumadoras.	Falta de adherencia al programa de cribado.

Fisiopatología

La infección crónica por VPH se correlaciona en el 99% de los casos de cáncer de cérvix (6).

Virus del Papiloma Humano (VPH)

El VPH pertenece a la familia Papoviridae, posee ADN de doble cadena sin envoltura; tiene predilección por la diferenciación de epitelio escamoso, afectando y transformando las células huésped.- Se han descrito al menos 130 variedades de VPH de las cuales 14 se consideran de alto riesgo para desarrollo de cáncer, los subtipos 16 y 18 causan el 70% de los casos de cáncer; es importante conocer que en mujeres inmunocompetentes el proceso puede demorar de 15 a 20 años, pero en mujeres inmunosuprimidas el tiempo se ve significativamente acortado desarrollándose entre 5 a 10 años. (2) (7)

La infección por VPH es una de las enfermedades de transmisión sexual más comunes, al ser asintomática los portadores transmiten la enfermedad sin la menor sospecha; hasta el 90% de infecciones se limitan sin tratamiento y solo aquellas que se cronifican darán lugar a lesiones precancerosas que de no ser detectadas progresan a lesiones cancerosas invasivas. (2) (4)

Grupo	Tipo de VPH
16-18-31-33-35-39-45-51-52-56-58-59	Grupo de alto riesgo
26-53-66-68-73-82	Probable grupo de alto riesgo
6-11-40-42-43-44-54-61-70-72-81	Grupo de bajo riesgo

Tipo de VPH según riesgo oncogénico.
Disponible en: http://www.msal.gob.ar/images/stories/bes/graficos/
0000000433cnt-Guia_Programatica_Abreviada_BAJA.pdf Cita en texto (6)

Tipo de lesiones
Lesiones Escamosas del Cuello Uterino:
- Lesión Intraepitelial Escamosa de bajo grado (L-SIL).- Incluye lesiones con displasia leve (CIN 1), producidas debido a infección por VPH; el riesgo de progresión a carcinoma es bajo y la mayoría remite espontáneamente. (2)
- Lesión Intraepitelial Escamosa de alto grado (H-SIL).- Incluye lesiones con displasia moderada a severa (CIN2 y CIN3); HSIL/CIN 2 tienen igual probabilidad de remitir como de progresar a cáncer de cérvix; HSIL/CIN3 tiene elevado riesgo de progresión y se considera la lesión precursora para desarrollar Ca de cérvix. (2)

Lesiones Glandulares del Cuello Uterino:

- Celulas glandulares atípicas de significado indeterminado (ASGUS).- Pude originarse en el cérvix o en el útero; en mujeres jóvenes con sangrado anormal, se recomienda biopsia endometrial. (2)
- Lesiones intraepiteliales glandulares (adenocarcinoma in situ).- Es considerada la lesión precursora del adenocarcinoma invasor. (2)

Carcinoma de cuello uterino:

- Carcinoma Escamoso.- Subtipo histológico más frecuente (70-80%),posee algunas variedades, no queratinizante, queratinizante, basaloide verrugosa, linfoepitelioma y glassy. (2)
- Adenocarcinoma.- Segundo subtipo más frecuente (20-25%), se caracteriza por la formación de estructuras glandulares, suele originarse en el endocervix; entre sus variedades están adenocarcinoma convencional, mucinoso, villoglandular, de células claras y seroso. (2)
- Histologías infrecuentes.- Representa menos del 5%, están incluidos el carcinoma neuroendocrino de cérvix, adenosarcoma y leiomiosarcoma. (2)

A continuación veremos un gráfico de la historia natural de la infección por VPH y el cáncer de cérvix.

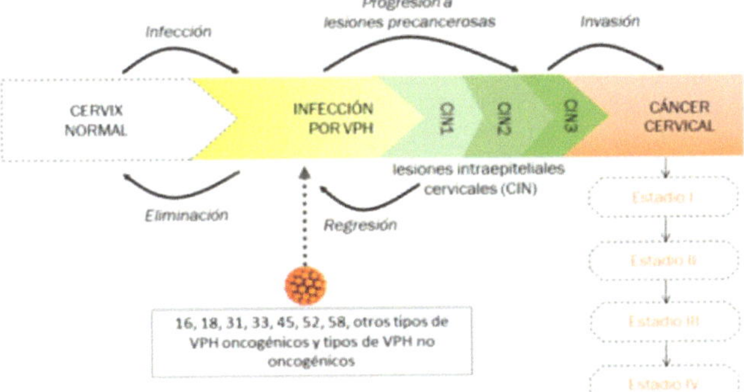

Imagen disponible en: https://seom.org/info-sobre-el-cancer/cervix?start=2
Cita en texto (2)

Estadificación:

Estadificar un tumor nos permite definir con claridad su tamaño, localización, extensión local y metástasis; realizar una adecuada estadificación es fundamental para la conducta que se va a seguir.- Los dos sistemas de clasificación utilizados son TNM y el FIGO más extendido y actualizado en 2018, que utilizamos actualmente. (2) (8)

Tabla 1. Estadificación FIGO y clasificación TNM

Categoria T[3]	Stadio FIGO[4]	Definizione
Tx		El tumor primario no puede ser evaluado
T0		TSin evidencia de tumor primario
T1	I	Carcinoma cervical confinado al útero (la extensión al cuerpo uterino debe descartarse)
T1a	IA	Carcinoma invasivo diagnosticado solo por microscopía. Invasión del estroma con una profundidad máxima de 5 mm medida desde la base del epitelio y una extensión horizontal de 7 mm o menos; La afectación del espacio vascular, venoso o linfático no afecta a la clasificación.
T1 1	IA1	Invasión del estroma de 3 mm o menos de profundidad y 7 mm o menos en extensión horizontal
T1a2	IA2	Invasión del estroma mayor de 3 mm y no más de 5 mm, con una extensión horizontal de 7 mm o menos
T1b	IB	Lesión clínicamente visible confinada al cérvix o lesión microscópica mayor que T1a2/IA2. Incluye todas las lesiones visibles macroscópicamente, incluso aquellas con invasión superficial.
T1b1	IB1	Lesión clínicamente visible de 4 cm o menos en su mayor dimensión
T1b2	IB2	Lesión clínicamente visible de más de 4 cm en su mayor dimensión
T2	II	Carcinoma cervical que invade más allá del útero pero no la pared pélvica o el tercio inferior de la vagina
T2a	IIA	Tumor sin invasión parametrial
T2a1	IIA1	Lesión clínicamente visible de 4 cm o menos en su mayor dimensión
T2a2	IIA2	Lesión clínicamente visible de más de 4 cm en su mayor dimensión
T2b	IIB	Tumor con invasión parametrial
T3	III	El tumor se extiende a la pared lateral de la pelvis * y/o afecta al tercio inferior de la vagina y/o causa hidronefrosis o insuficiencia renal
T3a	IIIA	Tumor que afecta al tercio inferior de la vagina pero que no se extiende a la pared pélvica
T3b	IIIB	Tumor que se extiende a la pared pélvica y/o causa hidronefrosis o insuficiencia renal
T4	IVA	Tumor que invade la mucosa de la vejiga o el recto y/o se extiende más allá de la pelvis verdadera (el edema bulloso no es suficiente para clasificar un tumor como T4)
	IVB	Tumor que invade órganos a distancia

* la pared lateral de la pelvis se define como el músculo, fascia, estructuras neurovasculares y las partes esqueléticas de la pelvis ósea.

Estadificación FIGO y clasificación TNM.- Imagen disponible en: https://www.esgo.org/media/2018/09/Cervical-cancer-Spanish.pdf Cita en texto (8)

Cuadro Clínico:

- En estadios tempranos de la enfermedad es asintomática en su gran mayoría.
- Los síntomas más precoces incluyen:
- Sangrado genital anómalo.
- Sangrado tras relaciones sexuales (coitorragia) o durante el examen ginecológico.
- Flujo mal oliente inespecífico.
- Resultado anormal del Papanicolaou

Los síntomas en enfermedad avanzada:

- Dolor pélvico o lumbar
- Disuria o tenesmo rectal
- Sangrado ginecológico tras la menopausia
- Dolor durante la relación sexual (Dispareunia)
- Sangre en orina o heces
- Pérdida de peso, cansancio y pérdida de apetito
- Edema de una o ambas piernas sin otra etiología.
- Resultado anormal del Papanicolaou

Diagnostico:

Tenemos algunos pasos para llegar al diagnóstico (2):

1. Exploración física y ginecológica.- Se realiza examen visual de cérvix con especulo, las lesiones que se pueden ver son ulceraciones, tumores exofíticos en el exocérvix e infiltración del endocérvix, se acompaña de examen recto-vaginal, también debe realizarse palpación de ganglios.

2. Citología cervical.- Es el principal método de cribado; identifica células anormales, con baja sensibilidad y alta especificidad, posee mayor sensibilidad con lesiones de estirpe escamosa.

Resultado de la citología	Acción a realizar
Insatisfactorio	repetir citología lo antes posible.
Negativo	repetir citología según norma nacional (frecuencia 1-1-3).
ASC-US	repetir citología en 6 meses o un año.
ASC-H	derivar para colposcopía y biopsia, y tratamiento si fuera necesario.
L-SIL	repetir citología en 6 meses o un año.
H-SIL	derivar para colposcopía y biopsia, y tratamiento si fuera necesario.
AGC o células malignas o AIS endocervical	derivar al hospital para mayor investigación y tratamiento.

Debe asegurarse el traslado de las mujeres con lesiones que requieren tratamiento a los centros especializados donde se realizan dichas prácticas.

Interpretación de citología cervical Imagen disponible en: http://www.msal.gob.ar/images/stories/bes/*graficos*/0000000433cnt-Guia_Programatica_Abreviada_BAJA.pdf Cita en texto (6)

3. Prueba de VPH.- Esta prueba tiene alta sensibilidad y especificidad; existen 3 tipos de pruebas, detección de DNA, detección de RNA (alta tasa de falsos positivos) y detección de marcadores celulares.
4. Colposcopia.- Se realiza tras obtener una prueba de cribado positivo o si hay sospecha clínica; permite visualizar con mayor detalle la morfología de las lesiones y permite tomar biopsia.
5. Biopsia cervical.- Que consiste en tomar un pequeño fragmento de la lesión sospechosa para estudiarlo, confirmando o descartando la sospecha diagnostica.
6. Determinaciones analíticas.- De mayor utilidad en enfermedad avanzada, enfocando función renal y hepática.
7. Pruebas de imagen:

- Radiografía de tórax, Cistoscopia o rectosigmoidoscopia, Urografía, Ecografía transvaginal; han sido relegadas por estudios de imagen más avanzados.
- Tomografía Computarizada.-Se utiliza para el estadiaje y para valorar la afectación ganglionar.
- Resonancia Magnética.- Es de gran utilidad para estadificación local de la enfermedad, determinando el tamaño tumoral, la invasión de tejidos adyacentes y afectación ganglionar.
- Tomografía por emisión de positrones (PET).- Nos da un mapa metabólico de la enfermedad, se delimita de manera más fiable la extensión de la enfermedad y especialmente útil para visualizar afectación ganglionar.

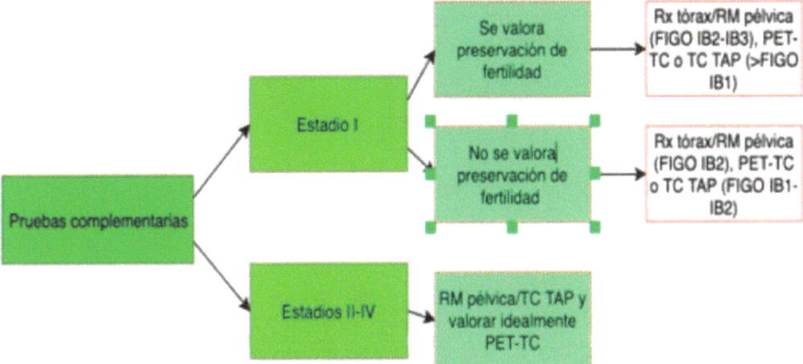

Imagen disponible en: https://seom.org/info-sobre-el-cancer/cervix?start=2
Cita en texto (2)

Diagnósticos diferenciales:
Existen algunas patologías   que por la sintomatología se pueden confundir con Cáncer de cérvix, entre las cuales tenemos (2):
- *Cervicitis*
- *Vaginitis*
- *Melanoma primario y enfermedad de Paget*
- *Cáncer vaginal*
- *Carcinoma endometrial*
- *Enfermedad Pélvica inflamatoria*

- Cáncer con otro origen que ha metastatizado en el cuello uterino.
- Para lo cual debemos correlacionar la clínica, el examen físico y las pruebas de laboratorio e imagen para obtener un diagnóstico certero y poder así tratar la patología o canalizar a la paciente con el especialista dependiendo de los resultados obtenidos.

Tratamiento:

Existen diversas opciones de tratamiento, la elección dependerá del tipo de paciente y del tipo de lesión. (8)

Tratamiento de lesiones preinvasivas (CIN)

Se detectan dentro del programa de cribado; no se consideran aun cáncer, pero de no ser tratadas existe la posibilidad de que se transforme en uno; las lesiones CIN1 por lo general no requieren tratamiento; las lesiones CIN2-3 requieren tratamiento quirúrgico cuya técnica puede variar dependiendo de las características de la paciente; las más frecuentes incluyen resección con asa diatérmica o conización. (2)

Tratamiento quirúrgico de las lesiones preinvasivas	
ESCISIONAL/DESTRUCTIVO	HISTERECTOMÍA
CIN1/LSIL persistente durante 2 años	Adenocarcinoma in situ sin deseo gestacional
Biopsia de LSIL/CIN1 endocervical precedido de citología de HSIL	CIN2-3/HSIL en el que no es posible realizar un procedimiento conservador.
CIN2-3/HSIL	CIN2-3/HSIL persistente o recurrente con deseo genésico cumplido e imposibilidad de realizar un nuevo procedimiento escisional.
CIN2/HSIL <25-30 años y persistencia durante 2 años	
Adenocarcinoma in situ con deseo gestacional	
Embarazada sólo si sospecha de invasión	
CIN1/LSIL con imposibilidad para seguimiento	

Imagen disponible en: https://seom.org/info-sobre-el-cancer/cervix?start=2

Cita en texto (2)

La elección de la técnica dependerá de la lesión detectada pudiendo ser (2):

- Tratamiento escisional.- Reseca toda la lesión para evaluarla histológicamente
- Conización con asa diatérmica, es la técnica más usada
- Conización por láser, de uso excepcional por el artefacto de los márgenes
- Conización con bisturí, permite resecar lesiones más extensas y valorar los márgenes de resección importante en casos con sospecha de invasión o si hay enfermedad glandular.
- Tratamiento destructivo.- Elimina por completo la lesión resecada; se propone cuando no hay sospecha de microinvasión, neoplasia glandular o afectación endocervical.
- Crioterapia.- Limitada a casos CIN1/LSIL
- Vaporización con láser de CO2.- Tiene alta tasa de curación de CIN3/HSIL (95-98%). Es de elección en lesiones extensas que afecten a los fondos vaginales

Tratamiento de lesiones invasivas

Tratamiento de estados iniciales

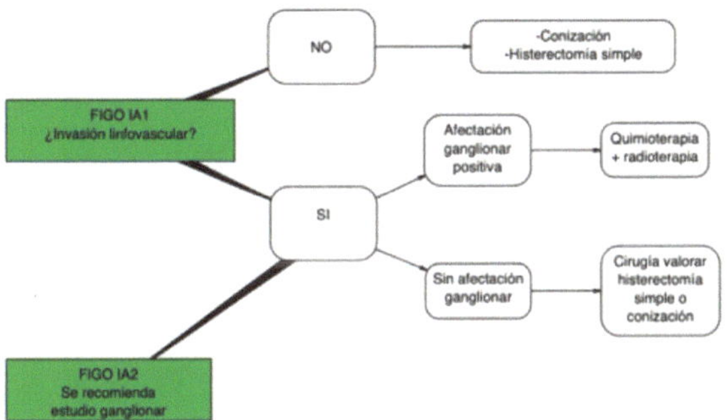

Algoritmo. Imagen disponible en: https://seom.org/info-sobre-el-cancer/cervix?start=2 Cita en texto (2)

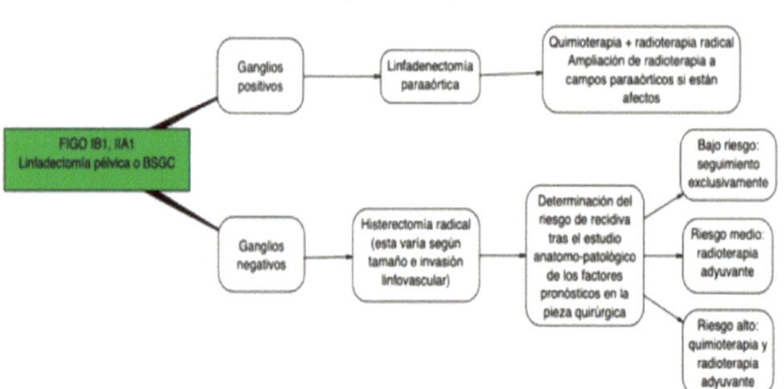

Algoritmo. Imagen disponible en: https://seom.org/info-sobre-el-cancer/ cervix?start=2 Cita en texto (2)

Tratamiento de enfermedad localmente avanzada

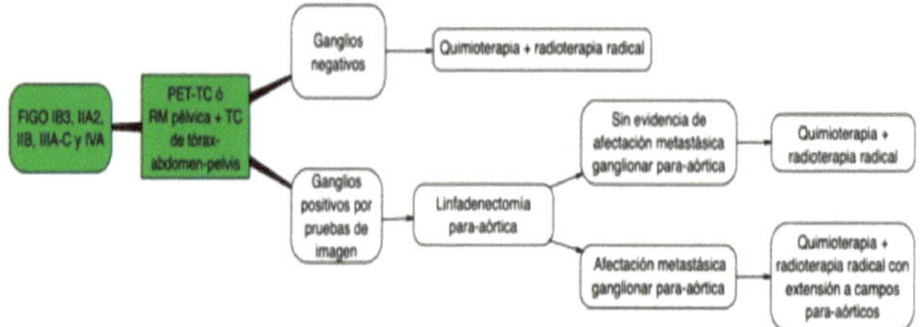

Algoritmo. Imagen disponible en: https://seom.org/info-sobre-el-cancer/ cervix?start=2 Cita en texto (2)

Tratamiento de la enfermedad avanzada a distancia y recaída

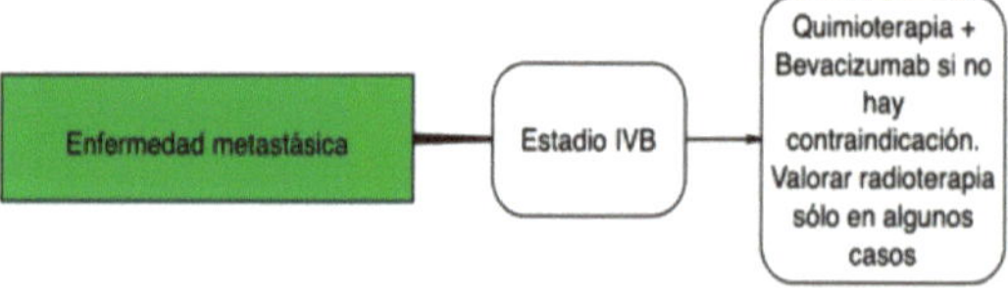

Algoritmo. Imagen disponible en: https://seom.org/info-sobre-el-cancer/cervix? start=2 Cita en texto (2)

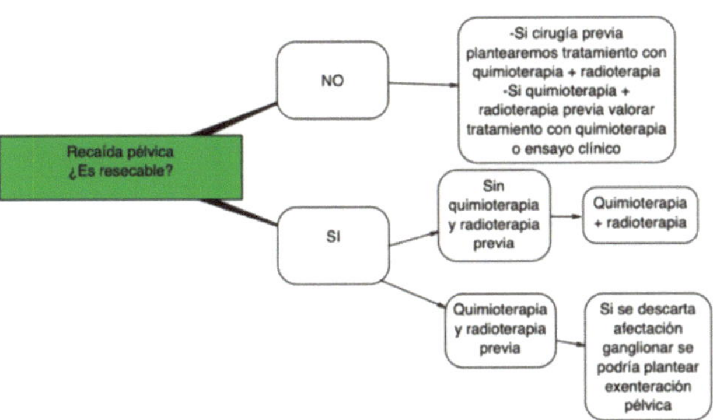

Algoritmo.   Imagen disponible en: https://seom.org/info-sobre-el-cancer/ cervix?start=2 Cita en texto (2)

Pacientes embarazadas

Es algo infrecuente pero el tratamiento vendrá condicionado por el estadio de la enfermedad y la fase del embarazo. En algunas ocasiones es posible retrasar el tratamiento hasta después del parto. En los casos cuyo tratamiento no se puede demorar la quimioterapia se puede proponer a partir del segundo trimestre de gestación. La radioterapia está contraindicada durante el primer trimestre y sobre la pelvis también entre las semanas 18-38 por el riesgo de malformaciones; descartándose como parte del tratamiento.- En pacientes con cánceres estadio IA1 se puede optar por parto   vía vaginal aunque la cesárea después de la 32 semana es de elección en mayoría de las pacientes. (2) (8)

Efectos adversos a largo plazo del tratamiento:

La radioterapia a largo plazo debilita los músculos del recto dando lugar a alteraciones del tránsito gastrointestinal, incontinencia o sangrado rectal. Dos años después del final de la radioterapia puede comenzar el linfedema en extremidades inferiores cuyo riesgo es mayor si se llevó a cabo una linfadenectomía. La quimioterapia también ocasiona efectos adversos que inician durante el tratamiento en forma de neuropatía sensitivo-motora, que puede remitir meses después de finalizar el tratamiento o persistir a largo plazo. La histerectomía aumenta el riesgo de incontinencia urinaria y prolapso vaginal incluso años después de la cirugía por debilidad de los músculos del suelo pélvico. Se debe recomendar la realización de actividad física orientada a fortalecer esta musculatura; en muchas de las pacientes el tratamiento impacta en su vida sexual, como la radioterapia que puede provocar dolor, eritema o sangrado que con el tiempo dará lugar a una fibrosis de la vagina. Es importante animar a las pacientes a usar dilatadores plásticos desde que finaliza el tratamiento para corregir de cierta manera la situación.   También se debe tomar en cuenta problemas psicológicos que incluyen trastornos del estado de ánimo, estrés, ansiedad y pánico ante una posible recaída. (2)

Pronostico de los pacientes:
El pronóstico de las pacientes con cáncer de cuello uterino, dependen de la etapa en la que se diagnostica el cáncer, según estudios realizados; se observó a los 5 años las siguientes tasas de supervivencia (4):
• En etapa I tasa de supervivencia >90%
• En etapa II tasa de supervivencia de 60-80%
• En etapa III tasa de supervivencia de aproximadamente 50%
• En etapa IV tasa de supervivencia <30%

La primera revisión se debe realizar a los 3-6 meses del fin del tratamiento, incluyendo pruebas de imagen PET-TC o TC de tórax, abdomen y pelvis en estadio II o superior.-Durante los dos primeros años en pacientes de alto riesgo se recomienda examen físico y ginecológico cada 3 meses; cada seis meses en casos de bajo riesgo. Entre los 3 y los 5 años seguimiento semestral y desde los 5 años revisión anual, se recomienda Rx de tórax anual, pero en función de la sintomatología se pueden hacer más estudios.- Aproximadamente el 30% de las pacientes sufrirán una recaída a pesar de haber tenido un tratamiento óptimo y hasta el 75% de esas recidivas ocurren en los 3 años posteriores al diagnóstico, con predilección por las regiones pélvica y ganglionar para aórtico. Existen ciertos síntomas sugestivos de recidiva, como sangrado vaginal, dolor pélvico o abdominal, síntomas urinarios, rectorragia o hematoquecia y alteraciones de tránsito gastrointestinal; que ameritan valoración más profunda. (4)

Prevención:

Tras la infección natural por VPH, se desarrolla anticuerpos frente al virus en el 70% u 80%; pero esta respuesta inmune es lenta toma entre 8-12 meses y de poca intensidad, lo cual la hace insuficiente para desarrollar una respuesta protectora efectiva.- La respuesta inmune que se obtiene tras la administración de la pauta completa de las vacunas frente al VPH tiene las ventajas de ser más rápida [el pico máximo de anticuerpos se alcanza al mes de la última dosis], mucho más intensa [niveles de anticuerpos 100 veces superiores] y más global [tasa de seroconversión cercana al 100%] (9).

Como parte de la estrategia nacional de salud para la prevención del cáncer uterino, el Ministerio de Salud Pública del Ecuador, a través del Programa Ampliado de Inmunizaciones (PAI), vacuna a la población femenina de 9, 10 y 11 años; con esta vacuna, que se aplica en dos dosis, se busca reducir la incidencia y mortalidad por cáncer cérvico-uterino en las mujeres, ya que previene la infección por los principales agentes oncogénicos. (10)

Recomendaciones:
1. Como personal de salud debemos asesorar a las mujeres acerca de la importancia de realizar Papanicolaou de manera periódica.
2. Concientizar a la población sobre el beneficio de la vacunación contra el VPH.
3. Dejar en claro que la vacunación no sustituye a la detección periódica.
4. Revisión de la relación entre VPH y Cáncer de Cérvix, para actuar y derivar de manera oportuna.

1.Hoffman B, Schorge J, Schaffer J, Halvorson L, Bradshaw K, Corton M. Williams Ginecologia 2da Edición. 2302013th ed. S.L. EMHIdE, editor. España: Magraw Hill Education; 2013.

2.Lorenzo DLS. Sociedad Española de Ocología Médica. [Online].; 2020 [cited 2020 Mayo 15. Available from: https://seom.org/info-sobre-el-cancer/cervix.

3.Ecuador MdSPd. Cifras de Ecuador. [Online].; 2018 [cited 2020 Mayo 15. Available from: https://www.salud.gob.ec/cifras-de-ecuador-cancer-de-mama/.

4.Arevalo B AR, Arevalo Salazar DE, Villaroel Sibieta CJ. El Cancer de Cuello Uterino - Revista Médica La Paz. [Online].; 2017 [cited 2020 Mayo 14. Available from: http://www.scielo.org.bo/scielo.php?script=sci_arttext&pid=S1726-89582017000200009.

5.Santana Martinez AA, Bermejo Bencomo WdlM, Camacho Canino , Lopez Soto V, Silveira Pablos M, Rodriguez Santos , et al. Guia de Cancer Cervicouterino Cuba. [Online].; 2018 [cited 2020 Mayo 14. Available from: http://files.sld.cu/ginecobs/files/2018/10/Gu%C3%ADa-c%C3%A1ncer-cerv-ut-cuba-2018-red_Parte1-red.pdf.

6.Fernández de Kirchner DC, Manzur DJL, Lazovski DJ, González Prieto DG, BÁEZ ROCHA DS. Guía Programática Abreviada para el tamizaje de Cáncer Cervicouterino - Ministerio de Salud Argentina. [Online].; 2014 [cited 2020 Mayo 15. Available from: http://www.msal.gob.ar/images/stories/bes/graficos/0000000433cnt-Guia_Programatica_Abreviada_BAJA.pdf.

7.Organización Mundial de la Salud. Virus del Papiloma Humano. [Online].; 2017 [cited 2020 Mayo 15. Available from: https://www.who.int/immunization/diseases/hpv/es/.

8.European Society of Gynaecological Oncology - Sociedad Española de Ginecologia y Obstetricia. GUÍA CLÍNICA CÁNCER DE CÉRVIX. [Online].; 2018 [cited 2020 Mayo 14. Available from: https://www.esgo.org/media/2018/09/Cervical-cancer-Spanish.pdf.

9.Hernández Aguado JJ, De la Fuente Valero J, Ramírez Mena M. Prevención primaria del virus del papiloma humano. Revista Oficial de la Sociedad Española de Ginecología y Obstetricia. 2019 Marzo; 62(3).

10.Miisterio de Salud Publica de Ecuador. Vacuna contra el virus del papiloma humano previene cáncer uterino en el Ecuador. [Online].; 2013 [cited 2020 Mayo 16. Available from: https://www.salud.gob.ec/vacuna-contra-el-virus-del-papiloma-humano-previene-cancer-uterino-en-el-ecuador/

CAPÍTULO 4

Verónica Gabriela Gallegos Zambrano
Cáncer Gástrico

Introducción

Actualmente el Cáncer de Estómago constituye un problema de Salud Pública a nivel mundial, las cifras de incidencia van en aumento principalmente en países latinoamericanos debido al ritmo de vida que lleva la población; factores como la obesidad, consumo de alcohol y tabaco, bajo consumo de frutas y verduras, ingesta de nitratos en carnes ahumadas, comida muy condimentada y sobre todo la infección por Helicobacter Pylori. Sin embargo, los datos también indican una disminución en la mortalidad por cáncer gástrico, pero lamentablemente no es debido a la presencia de factores protectores sino a un diagnóstico oportuno. Razón por la que se debe reforzar y continuar trabajando en la prevención desde el primer nivel de atención.

El presente capítulo pretende brindar información clara y oportuna sobre el cáncer de estómago basado en una amplia revisión bibliográfica cuyo único fin pretende ser una guía para su diagnóstico y derivación oportuna a la especialidad correspondiente.

Definición

Cualquier neoplasia en alguna de las capas del estómago teniendo como límite proximal el cardias y distal el píloro; generalmente se presenta en la capa mucosa, en un 90 - 95% por lo que se habla de adenocarcinoma. Otros tumores malignos menos frecuentes son los linfomas y los sarcomas; y benignos como leiomiomas, carcinoides y lipomas. (1)

Epidemiología

A nivel mundial, el cáncer de estómago es el quinto cáncer más común con 952,000 casos diagnosticados en el 2012. Siendo predominante en hombres y en países desarrollados. Además, constituye la tercera causa de muerte después del cáncer de pulmón e hígado.(2)

Según el Informe de Cáncer de Estómago en las Américas, cada año se producen más de 85.000 nuevos casos y 65.000 muertes por cáncer de estómago con una prevalencia del 60% en hombres y mayormente en América Latina y Caribe que América del Norte. Actualmente las tasas más altas de incidencia y mortalidad por Ca. gástrico se presenta en Guatemala, Honduras, Ecuador y Chile, y los países con menores tasas son Estados

Unidos de América, Puerto Rico y Canadá. Por otro lado, de acuerdo a proyecciones, en el año 2030 se presentarán más de 138.000 nuevos casos y 107.000 muertes por cáncer de estómago cuyas cifras son alarmantes. (3)

En Ecuador el riesgo de desarrollar cáncer antes de los 75 años es del 20%. En el año 2012, se diagnosticaron a nivel nacional 2,401 personas con cáncer de estómago. Ese año esta neoplasia ocupó el segundo lugar en hombres, solo superado por el cáncer de próstata y el tercer lugar en la mujer, solo superado por el cáncer de mama y de cuello uterino. (4)

Asimismo, según el INEC 2016 hubo un total de 1.128.004 egresos hospitalarios a nivel nacional, de los cuales 3291 fueron de cáncer gástrico, lo cual representa el 0,002%, o 2 casos por cada 1000 egresos hospitalarios. De éstos, la provincia con mayor número de casos fue Pichincha con un 28% de los casos, seguido por Guayas con un 13%, Manabí con un 10%, Azuay con un 9% y Loja con un 8%. El grupo de mayor afectación estuvo constituido por las personas mayores a 65 años. El sexo masculino ocupó un 60% del total, mientras que el sexo femenino ocupó un 40%. (5)

Fisiopatología
Se ha encontrado en varios metaanálisis la relación directa entre Helicobacter Pylori y lesiones de iniciación precancerosa desde gastritis atrófica crónica a atrofia gástrica, hasta metaplasia intestinal, displasia y finalmente adenocarcinoma.

Algunas hipótesis explican el rol de H. pylori en la iniciación del cáncer aunque el mecanismo exacto aún es incierto. El inicio de la carcinogénesis está asociado con el estrés oxidativo inducido por óxido nítrico a partir de la enzima óxido nítrico sintasa en el constante   proceso inflamatorio que produce la infección por H. Pylori. Así por ejemplo, se ha encontrado óxido nítrico sintasa en el citoplasma de células con displasia y carcinoma gástrico, cuyo producto constituye un componente mutagénico que puede alterar el ADN de las células epiteliales.(9)

Según la clasificación de Lauren existen dos tipos de cáncer gástrico, intestinal y difuso. El tipo intestinal o diferenciado está relacionado con gastritis atrófica crónica y metaplasia intestinal, es decir, lesiones precancerosas de tejido glandular (adenocarcinoma) de larga evolución, además tiene un patrón de crecimiento expansivo con infiltración linfocitaria en la periferia del tumor; mientras que el difuso o indiferenciado se origina de una mucosa gástrica normal cuya formación es independiente del tejido glandular con un patrón infiltrativo, pero sin   infiltración linfocitaria y se presenta mayormente en población joven. (6)

Múltiples revisiones bibliográficas señalan   la presencia de perdida de expresión de la proteína de E-caderina en el cáncer gástrico de tipo difuso y además mutaciones en el gen CDH1, lo cual podría ser la base genética para la diferenciación   de estos dos fenotipos. (9) Adicionalmente,   se ha encontrado el oncogen HER2,   receptor del factor de crecimiento epidermoide humano, que actúa codificando un receptor de membrana celular para generar señales de proliferación, supervivencia, invasividad, metástasis y angiogénesis. Es así que la presencia de HER2 se ha establecido como un factor guía para el tratamiento de cáncer gástrico según múltiples metanálisis. (11)

Factores De Riesgo

Además de los factores moleculares, biológicos y genéticos existen otros factores ambientales cuya interrelación aumenta el riesgo de presentar cáncer gástrico.

Helicobacter Pylori

La presencia de Helicobacter Pylori es el principal factor para el desarrollo de cáncer de estómago, se ha demostrado durante varios años la relación existente entre la inflamación crónica inducida por la bacteria, atrofia, metaplasia intestinal, displasia y finalmente adenocarcinoma. Por lo tanto, la erradicación de la bacteria es una piedra angular para la prevención de cáncer de estómago. Las principales indicaciones de tratamiento erradicador son: úlcera péptica, linfoma gástrico, gastritis atrófica, posterior a tratamiento quirúrgico de ca. gástrico, familiares en primer grado con cáncer gástrico, púrpura trombocitopénica idiopática y pacientes que necesitan tratamiento de larga evolución con AINES. La primera línea para este tratamiento consta de un inhibidor de la bomba de protones, amoxicilina, claritromicina y metronidazol, si el tratamiento no tiene éxito existe una segunda línea conformada por sales de bismuto, IBP, tetraciclina y metronidazol. (6,7)

Virus Epstein Bar

Este virus ha sido detectado en un 2 al 16% de adenocarcinomas gástricos alrededor del mundo, principalmente en la región proximal y medial del estómago. Algunos genes relacionados con el VEB han sido detectados EBER-1, EBER2, EBNA1, LMP2A, BARF0, and BARF1. Sin embargo, a diferencia del H. Pylori su rol en la carcinogénesis aún no está claramente establecido. (9)

Dieta

Las comidas que ayudan al desarrollo de cáncer gástrico son aquellas que están ahumadas, ricas en sal y altamente condimentadas, carnes rojas y vegetales conservados en vinagre. Además, se ha demostrado en animales que los nitritos y nitratos presentes en carnes asadas son utilizados por bacterias como el Helicobacter Pylori, ejerciendo un efecto carcinógeno en el estómago. (2)

El bajo consumo de frutas y vegetales, sobre todo de frutas frescas y vegetales de color verde oscuro-claro y amarillo es un aparente factor de riesgo ya que ejercen un efecto protector antioxidante, debido a que son ricos en beta carotenos, vitamina C, E y folatos. Sin embargo, los resultados de varios estudios acerca de propiedades anticancerígenas de los caroteniodes, tocoferoles y retinoides requieren todavía mayor investigación. (7)

Tabaco y alcohol

Algunos estudios han confirmado que fumar tabaco e ingerir alcohol incrementa el riesgo de padecer cáncer de estómago de ambos subtipos, esto ha sido demostrado con un incremento del 60% en hombres y 20% en mujeres fumadoras. Asimismo el riesgo de cáncer gástrico es más bajo en ex fumadores que en fumadores ocacionales y a la vez el consumo de más de 20 cigarrillos por día constituye el riesgo más alto. (7)

Historia familiar y genética

Mutaciones en el gen CDH1 se han encontrado en el 40% de familias afectadas por cáncer gástrico difuso hereditario, así como también en el gen CTNNA1 con menor frecuencia. El riesgo estimado para heredar cáncer gástrico difuso a la edad de 80 años en hombres es del 67% y 83% en mujeres.

Por otro lado, el cáncer de estómago ha sido encontrado en personas con otro tipos de cáncer hereditarios como poliposis proximal de estómago, en el síndrome de Li.Fraumeni con mutación en el gen TP53, poliposis familiar con mutación en el gen APC y en el síndrome de Peutz-Jeghers con mutación en el gen STK11. (6)

Sobrepeso y obesidad

Aumenta el riesgo de adenocarcinoma a nivel del cardias debido a la presencia de enfermedad por reflujo gastroesofágico, el mecanismo exacto aún es incierto pero se cree que una dieta alta en grasa incrementa la presión del estómago y puede dar lugar a la transformación de esófago de Barret a cáncer a nivel del cardias. (2) Por otro lado, se debe tomar en cuenta que la cirugía bariátrica también tiene un papel protagónico en el desarrollo de cáncer de estómago a largo plazo, aproximadamente a los 15 a 20 años. (7)

Nivel Socioeconómico

Su importancia radica en la mala conservación de alimentos sobre todo en sectores rurales de países subdesarrollados y además la falta de control, prevención y detección oportuna por parte de sistemas de salud poco organizados.

Cuadro Clínico

El cáncer gástrico como todos los tipos de cáncer tiende a ser asintomático en fases tempranas, lo cual dificulta el diagnóstico oportuno. Los signos y síntomas están en relación con el tiempo, edad del paciente, localización, extensión y tipo de tumor. Cuando se localiza a nivel del cardias o píloro, puede haber síntomas de disfagia y dispepsia respectivamente, cuando se localiza en el cuerpo del estómago, los síntomas permanecen silentes hasta fases tardías donde se presenta anorexia, molestias epigástricas,   masa

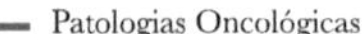

ocupante palpable en epi-mesogastrio, ascitis, ictericia y adenopatías en ganglios supraclavicular izquierdo y periumbilicales (1,8)

Los síntomas más tardíos incluyen aerofagia, disfagia, dolor epigástrico o saciedad precoz. La saciedad precoz y los vómitos pueden indicar una obstrucción parcial de la salida gástrica, aunque la dismotilidad del estómago puede contribuir a los vómitos en casos en los que no hay obstrucción. El dolor epigástrico, que se parece al de la úlcera péptica aparece en una cuarta parte de los pacientes con cáncer gástrico, este dolor no se alivia con alimentos o antiácidos. (1)

Otros signos de cáncer gástrico incluyen hemorragia, que puede producir anemia por deficiencia de hierro y los correspondientes síntomas de debilidad, malestar o fatiga. La perforación de un cáncer gástrico es menos frecuente.

Las metástasis hepáticas por un tumor gástrico pueden producir dolor del cuadrante superior derecho, ictericia, fiebre. La metástasis en páncreas puede estar acompañada de dolor a nivel de espalda lado izquierdo. Las metástasis pulmonares pueden presentar tos, hipo o hemoptisis. La carcinomatosis peritoneal puede causar una ascitis maligna que no responde a los diuréticos. Además, el cáncer gástrico también puede causar metástasis óseas.(1)

Cabe recalcar, que ninguno de los síntomas citados es patognomónico de la enfermedad, incluso el paciente puede estar siendo tratado empíricamente como una enfermedad ulcerosa por largo tiempo, si no se sospecha de carcinoma gástrico   la enfermedad puede permanecer oculta hasta fases tardías, momento en el que la enfermedad está muy avanzada y consecuentemente su pronóstico ya no es nada favorable. (8)

Diagnóstico
Es importante recalcar la importancia de la detección temprana, haciendo énfasis en no pasar por alto la sospecha ante aquel paciente que no sede a tratamientos convencionales para enfermedad ulcerosa.

Examen Físico

Poco sugestivo durante fases iniciales, en fases avanzadas se puede encontrar una masa palpable a nivel de epigastrio y caquexia. Si existe metástasis a nivel hepático se evidencia ictericia y ascitis.

La afectación ganglionar está a nivel de región supraclavicular izquierda (ganglio de Virchow) y región ganglionar periumbilical (nódulos de la hermana María José). (1)

Exámenes de laboratorio
- **Biometría hemática:** anemia por deficiencia de hierro, se ha descrito además anemia hemolítica microangiopática.

- **Pruebas hepáticas:** cifras elevadas de fosfatasa alcalina, lo cual indica metástasis hepática

- **Copro:** sangre oculta en heces

- **Screening genético:** mutaciones a nivel del gen CDH1, factor genético relacionado directamente con el tipo difuso.

Endoscopía y Biopsia

Es el método de elección por su visualización directa y toma de muestra para biopsia, localización, estadiaje y pauta para el tratamiento. La precisión diagnóstica de la endoscopia alta con biopsia y estudio citológico se aproxima al 95-99% para ambos tipos de cáncer gástrico.(1)

La exactitud diagnóstica depende el número de biopsias tomadas, con una se logra un 70%, con cuatro 95% y con siete un 98%. Por otro lado, existen otros factores que limitan la exactitud de la biopsia como tumores menores de 3cm de diámetro, localización en el cardias o la curvatura menor, recurrencia tumoral y la linitis plástica; en estos casos la citología por lavado puede aumentar la probabilidad diagnóstica de la citología por cepillado. (8)

Otros métodos de imagen

Una vez establecido el proceso tumoral es importante determinar la presencia de metástasis mediante Tomografía de tórax, pelvis y abdomen, en busca de metástasis hepática mayor a 5 mm de diámetro, afectación peritoneal e invasión de otros órganos, como ovarios y recto. Sin embargo, para determinar el grado de invasión parietal y la presencia de adenopatías regionales, es útil la Ecoendoscopía. (5)

A continuación de resumen de exámenes para valoración diagnostica pretratamiento. (10)

Tabla 1. Diagnóstico e investigaciones de estadío de cáncer gástrico

Procedimiento	Objetivo
Biometría Hemática	Analizar anemia por deficiencia de hierro
Función Renal y Hepática	Analizar la función renal y hepática para determinar las opciones terapéuticas apropiadas
Endoscopía y Biopsia	Obtener tejido para el diagnóstico histopatológico, clasificación y biomaradores moleculares.(HER2)
TC de tórax, abdomen y pelvis	Estadiage del tumor, detectar linfadenopatía local/distante, metástasis o ascitis
Ultrasonido Endoscópico	Precisión en la valoración de estadio T Y N en tumores potencialmente operables. Determinar la extensión proximal y distal del tumor.
Laparoscopía	Descartar metástasis oculta que involucre peritoneo y diafragma
Tomografía con emisión de positrones	Mejorar la detección de metástasis ocultas en algunos casos.

Fuente: E. C. Smyth, M. Verheij, W. Allum. Gastric cancer: ESMO Clinical Practice Guidelines for diagnosis, treatment and follow-up. Annals of Oncology 27. [Publicación periódica en línea]. (Volumen 38-49) Agosto , 2016. [citado 24 de marzo 2020]; aprox. 12pp. Disponble en: doi:10.1093/annonc/mdw350

Tratamiento

El tratamiento debe basarse en una valoración multidisciplinaria de cirugía, oncología, radiología, gastroenterología y medicina interna y además tomar como punto de partida una valoración completa de la patología (Tabla 1), EstadíoTNM, presencia o no de metástasis (Tabla 2) y la etapa correspondiente (Tabla 3).

Taba 2. Sistema de estadiaje TNM de Cáncer Gástrico según AJCC, 7ma Edición

Tumor primario (T)	Nódulos Linfoideos Regionales (N)	Metástasis distante
TX Tumor primario que no puede ser analizado	**NX** Nódulos linfoideos regionales que no pueden ser analizados	**M0** No hay metástasis
T0 No hay evidencia de tumor primario	**N0** No hay nódulos linfoideos regionales de metástasis	**M1** Metástasis distante o citología peritoneal positiva
Tis Carcinoma *in situ:* tumor intraepitelial sin invasión de la lámina propia	**N1** Metástasis en 1-2 nódulos linfoideos regionales	
T1a Tumor que invade la lámina propia o la muscularis mucosae	**N2** Metástasis en 3-6 nódulos linfoideos regionales	
T1b Tumor que invade la submucosa	**N3** Metástasis en 7 o más nódulos linfoideos regionales	
T2 Tumor que invade la capa muscular	**N3a** Metástasis en 7-15 nódulos linfoideos regionales	
T3 Tumor que invade el tejido conectivo subseroso sin invasión del peritoneo visceral o estructuras adyacentes.	**N3b** Metástasis en 16 o más nódulos linfoideos regionales	
T4 Tumor que invade la serosa (peritoneo visceral) y estructuras adyacentes.		
T4a Tumor que invade peritoneo visceral		
T4b Tumor que invade estructuras adyacentes		

Fuente: Edge et al. Usado con el permiso de American Joint Committee on Cancer (AJCC), Chicago, IL, USA. El original de este articulo esta en AJCC Cancer Staging Handbook, 7th Edición (2010)publicado por Springer Science and Business Media LLC, www.springer.com.

Tabla 3.
Estadiaje Anatómico/ Pronóstico según AJCC, 7ma Edición

Etapa	Estadío T	Estadío N	Estadío M
Etapa 0	Tis	N0	M0
Etapa IA	T1	N0	M0
Etapa IB	T2	N0	M0
	T1	N1	M0
Etapa IIA	T3	N0	M0
	T2	N1	M0
	T1	N2	M0
Etapa IIB	T4a	N0	M0
	T3	N1	M0
	T2	N2	M0
	T1	N3	M0
Etapa IIIA	T4a	N1	M0
	T3	N2	M0
	T2	N3	M0
Etapa IIIB	T4b	N0-1	M0
	T4a	N2	M0
	T3a	N3	M0
Etapa IIIC	T4b	N2-3	M0
	T4a	N3	M0
Etapa IV	Ningún T	Ningún N	M1

Fuente: Edge et al. Usado con el permiso de American Joint Committee on Cancer (AJCC), Chicago, IL, USA. El original de este articulo esta en AJCC Cancer Staging Handbook, 7th Edición (2010)publicado por Springer Science and Business Media LLC, www.springer.com.

La descripción exhaustiva del tratamiento de cáncer gástrico sobrepasa los alcances del presente capítulo, por lo que se realizará un resumen general del mismo.

- **Cáncer gástrico temprano:** Resección endoscópica de la mucosa o resección quirúrgica tradicional. Provee gran porcentaje de curación, sin embargo, existe recaída, por lo que la mayoría de guías recomiendan combinar con quimioterapia en etapas T0, IA y IB
- **Etapas IIB-III:** Gastrectomía radical es la recomendada. Gastrectomía subtotal puede ser realizada si se puede dejar un margen de 5cm entre el tumor y el cardias. Quimioterpia periopertoria en todos estos pacientes.
- **Etapa IV:** esta etapa se considera como incurable, sin embargo, dobles o triples combinaciones de quimioterapia comparada con cuidados paliativos

han demostrado mejorar la calidad de vida en cáncer gástrico local pero avanzado o metástasis.

A continuación, algoritmo de tratamiento:

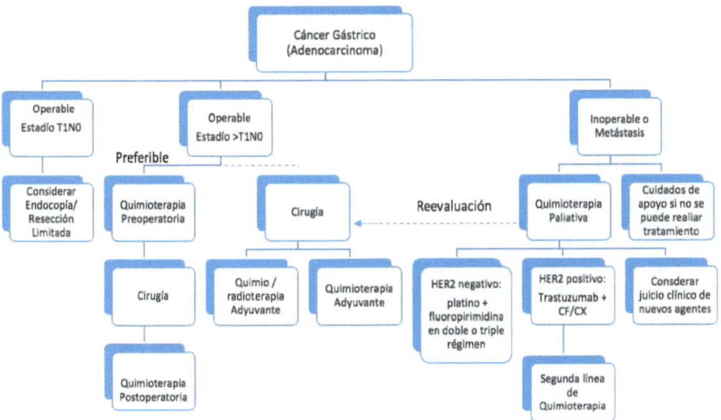

Figura 1. Algoritmo de Cáncer Gástrico (10)
HER2: factor receptor de crecimiento epidermoide humano, CF: cisplatino y
fluoracilo, CX: cisplatino y capecitabina.

Pronóstico

El pronóstico de supervivencia a largo plazo, lastimosamente no es bueno. El cáncer de estómago es uno de los más malignos y su supervivencia depende de la etapa en la que se detecta, la respuesta al tratamiento y la agresividad del cáncer. En etapas tempranas la cirugía puede prolongar la supervivencia, pero los síntomas de los efectos adversos afectan la calidad de vida del paciente; y en etapas más tardías donde la cirugía ya no es una opción, la quimioterapia en cambio mejora la calidad de vida disminuyendo los síntomas de la enfermedad. (7,10)

Recomendaciones

Una medida importante de prevención es la erradicación de H. pylori ya que muchos estudios señalan la regresión o disminución del rango de progresión de lesiones premalignas (atrofia gástrica, metaplasia intestinal y displasia) en pacientes infectados. Sin embargo, aún existe más de 45% de pacientes que presentan progresión de la enfermedad a pesar de la erradicación de la bacteria (9)

Además, debido a la alta tasa de mortalidad que tiene esta enfermedad se debe implementar un programa de screening para detectar oportunamente el cáncer gástrico, países como Korea, Chile y Venezuela ya lo han implementado en su sistema de salud, la prevalencia en Ecuador no es tan diferente a la de los países de latinoamericanos mencionados. La evidencia actual recomienda realizar una endoscopia digestiva alta por lo menos cada 2 o 3 años en países con alta prevalencia o a su vez una endoscopia cada año en grupos específicos de alto riesgo, es decir, pacientes con adenoma gástrico, anemia perniciosa, metaplasia intestinal, familias con poliposis adenomatosa, síndrome de Lynch, síndrome de Peutz-Jeghers y   síndrome de poliposis juvenil. (12)

Por otro lado, para aquellos pacientes que tienen familiares en primer grado con cáncer gástrico y además mutaciones en el gen CDH1, la gastrectomía está altamente recomendada. (12)

1.Anil K. Rustgi. *Neoplasias esofágicas y gástrica: Lee Goldman, MD, Andrew I Schafer,MD,. 25.a Edición. España: Elsevier S.L.U.; 2017. pp 1314-1320.*

2.Murtaza Mustafa, Jayaram Menon, RK.Muniandy. *Gastric Cancer:Risk Factors, Diagnosis and Management. IOSR Journal of Dental and Medical Sciences. [Publicación periódica en línea]. Marzo. 2017. [citado 20 de marzo2020] (Volumen 16); aprox. 5 pp. Disponible en DOI: 10.9790/0853-1603126974*

3.pahoo.org [Internet]. *Nota Informativa Cáncer Estomago [actualizado 2014; citado 20 de marzo 2020]. Disponible en https://www.paho.org/hq/dmdocuments/ 2014/OPS-Nota-Informativa-Cancer-Estomago-2014.pdf*

4.Juan E. Pérez Reyes. *Prevenir el Cáncer de Estómago: Necesidad Urgente de Intervenciones Educativas. Revista Científica Hallazgos21.[Publicación periódica en línea]. Junio 2019. . [citado 20 de marzo2020]. (Volumen 4); aprox. 7 pp. Disponible en https://revistas.pucese.edu.ec/hallazgos21/*

5.Andrade D. Cyntia. *Identificación de prevalencia, factores de riesgo y métodos resolutivos quirúrgicos y/o paliativos en pacientes con cáncer gástrico del Hospital Carlos Andrade Marín. (Disertación previa a la obtención del título de médico cirujano). Quito. Pontificia Universidad Católica del Ecuador, Facultad de Medicina, 2017.*

6.Eric Van Cutsem, Xavier Sagaert, Baki Topal. *Gastric Cancer. Lancet, Department of Gastroenterology/Digestive Oncology [Publicación periódica en línea]. May 5, 2016. [citado 21 de marzo 2020] (Volumen 388); aprox.11pp.   . Disponible en http://dx.doi.org/10.1016/S0140-6736(16)30354-3*

7.Robert Sitarz, Małgorzata Skierucha, Jerzy Mielko. *Gastric cancer: epidemiology, prevention, classification, and treatment. Journal List Cancer Manag Res. [Publicación periódica en línea]. Feb 7, 2018. [citado 21 de marzo 2020] (Volumen 10); apro. 6pp. Disponible en https://www.ncbi.nlm.nih.gov/pmc/ articles/PMC5808709/*

8.Arana R. Juan, Corona B. Antonio. *Cáncer Gástrico. [Internet]. Cirugía General, Centro Médico Nacional "20 de noviembre", ISSST. 2016. Disponible en http://www.ejournal.unam.mx/rfm/no47-5/RFM47506.pdf*

9.Richard M Goldberg. *Pathology and molecular pathogenesis of gastric cáncer. Uptodate. [Publicación periódica en línea]. Febrero, 2020. [citado 24 de marzo 2020], aprox. 21pp. Disponible en https://www.uptodate.com/contents/pathology-and-molecular-pathogenesis-of-gastric-cancer/print?search=gastric*

10.E. C. Smyth, M. Verheij, W. Allum. *Gastric cancer: ESMO Clinical Practice Guidelines for diagnosis, treatment and follow-up. Annals of Oncology 27. [Publicación periódica en línea]. (Volumen 38-49) Agosto , 2016. [citado 24 de marzo 2020]; aprox. 12pp. Disponble en: doi:10.1093/annonc/mdw350*

11.Harvey Mamon, Peter C . Enzinger.*Adjuvant and neoadjuvant treatment of gastric cáncer. Uptodate. [Publicación periódica en línea]. Febrero 20, 2020. [citado 30 de marzo 2020], aprox. 59pp.   Disponible en: https:// www.uptodate.com/contents/adjuvant-and-neoadjuvant-treatment-of-gastric-cancer/print?search=cancer*

— Bibliografía —

12.Annie On Chan, Benjamin Wong. Gastric cancer screening. Uptodate. [Publicación periódica en línea]. Marzo 19, 2020. [citado 24 de marzo 2020]; aprox. 12pp. Disponble en https://www.uptodate.com/contents/gastric-cancer-screening/print?search=gastric

CAPÍTULO 5

Carlos Alberto Mora Campana
Cáncer Renal

Definición

Como concepto elemental, podemos decir que el cáncer de riñón corresponde a una enfermedad maligna que se origina cuando las células sanas de un riñón o de ambos cambian y crecen sin control, y forman una masa llamada tumor cortical renal. Aunque un tumor puede ser maligno, indolente o benigno; hablamos de cáncer renal cuando el tumor es maligno, lo que significa que puede crecer y diseminarse a otras partes del cuerpo. (1)

Usualmente al hablar de cáncer renal, se habla de cáncer de células renales (CCR), puesto que comprende del 80% al 90% de los tumores malignos de riñón y del 70% al 80% de todos los tumores renales sólidos. También se lo conoce como adenocarcinoma renal, hipernefroma o tumor de Grawitz, y en dicho tipo de cáncer, las células malignas se originan en el revestimiento de los túbulos del riñón (en la corteza renal). (2)

Nuestra comprensión de esta enfermedad ha evolucionado desde inicialmente considerarla como una entidad única y uniforme, hasta reconocer que el CCR es un espectro de diferentes enfermedades, con diferentes subtipos histológicos, alteraciones genéticas y moleculares distintivas y diferentes cursos clínicos y respuestas a las terapias. (3)

Epidemiología

La incidencia de cáncer renal en Ecuador, lo ubica en décimo cuarto lugar dentro de los países americanos, con una tasa bruta de 2.7, una mortalidad estandarizada por edad de 2.9 y un riesgo acumulado de 0.31.

A nivel mundial, el CCR representa el sexto cáncer diagnosticado con mayor frecuencia en hombres y el décimo en mujeres, representando el 5% y el 3% de todos los diagnósticos oncológicos, respectivamente.

Las tasas de incidencia de CCR han aumentado, y en entornos de ingresos más altos, esto puede deberse en parte a un aumento en la detección incidental de masas renales cuando se realizan imágenes abdominales para dolencias musculoesqueléticas o gastrointestinales inespecíficas.

Según los datos más actualizados proporcionados por la Organización

Mundial de la Salud, anualmente se registran más de 140 000 muertes relacionadas con cáncer renal, siendo la clasificación de CCR la 13va causa más común de muerte por cáncer en todo el mundo.

América del Sur y Central tienen una incidencia de CCR de 0.6% y 0.5%, respectivamente, para hombres y 0.3% para mujeres. (4)

En EE.UU. se estima que, durante el 2020, se diagnosticarán 73,750 nuevos casos de cáncer renal. Y 14,830 personas morirán a causa de la enfermedad. La mayoría de los cánceres de riñón son CCR.

El aumento en la incidencia desde 1975 parece haberse desacelerado en los últimos años, sin embargo, de 2007 a 2016 la tasa de incidencia aumentó un 0,5% por año en los hombres y se mantuvo estable en las mujeres; mientras que la tasa de mortalidad de 2008 a 2017, disminuyó un 1% por año. (5)

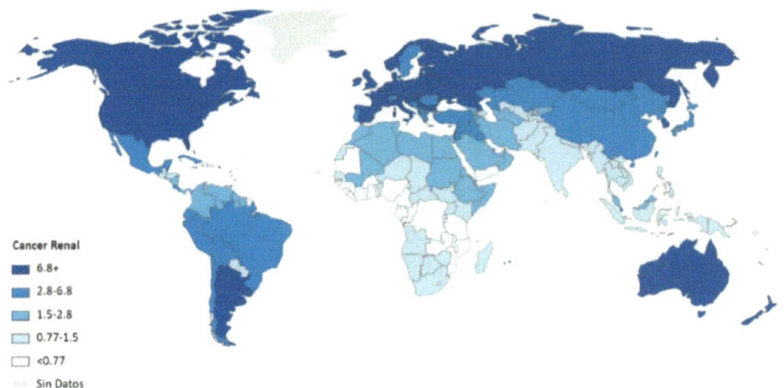

Figura 1: Incidencia mundial de las Tasas ESTANDARIZADAS por edad (ASRs) para ambos sexos. Los números son expresados por 100.000 personas. ASR = Age Standardized Rate. Tomado de la "European Association of Urology". (5)

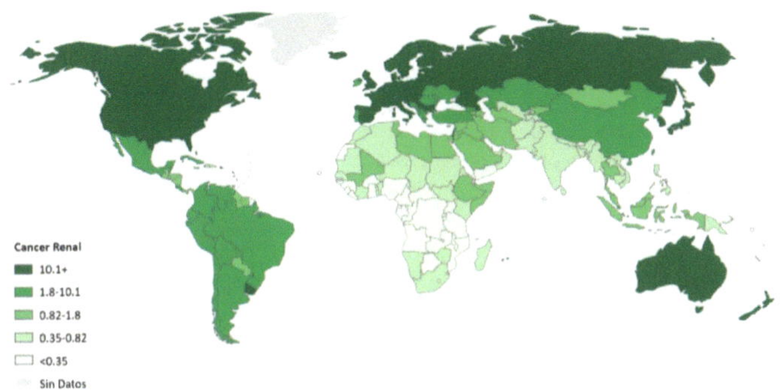

Figura 2: Proporción de prevalencia mundial para ambos sexos. Los números son expresados por 100.000 personas. Tomado de la "European Association of Urology". (5)

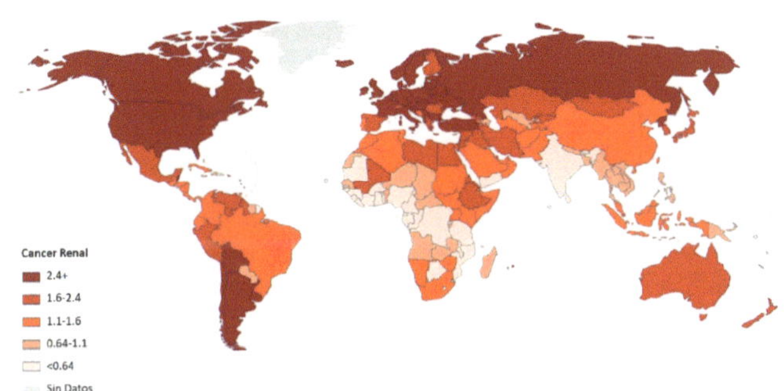

Figura 3: Tasas Estandarizadas por edad (ASRs) de mortalidad mundial para ambos sexos. Los números son expresados por 100.000 personas. ASR = Age Standardized Rate. Tomado de la "European Association of Urology". (5)

Fisiopatología

Los tumores pueden aparecer en cualquier parte del riñon y crecer dentro de la vena renal y la vena cava, así como a otras partes del cuerpo mediante la metástasis. En la metástasis, las células cancerosas viajan a través de la sangre o sistema linfático para formar nuevos tumores y de esa manera provocar el deterioro orgánico y la aparición del cuadro clínico dependiendo de las estructuras comprometidas. Entendemos por metástasis local al cáncer que se ha esparcido a áreas cercanas como la grasa que rodea el riñón, sus vasos sanguíneos, la glándula adrenal y la fascia Gerota; mientras que hablamor de metástasis distante cuando esta invade órganos como el cerebro, los pulmones, huesos, hígado y el cerebro (6)

Clasificación

<table>
<tr><td colspan="2" align="center">CLASIFICACIÓN OMS</td></tr>
<tr><td align="center">Tumores Celulares Renales</td><td align="center">Descripción</td></tr>
<tr><td>CCR de células claras</td><td>VHL mutado, cáncer renal más común en el adulto</td></tr>
<tr><td>CCR multiloculado de células quísticas de bajo potencial maligno</td><td>Bajo grado, poco o ningún potencial recurrente metastásico</td></tr>
<tr><td>CCR papilar</td><td>Segundo cáncer renal más común en el adulto, se subdivide en tipo 1 y tipo 2</td></tr>
<tr><td>Síndrome de leiomiomatosis hereditaria y CCR</td><td>Síndrome de cáncer renal familiar con mutaciones de la línea germinal en la fumarato hidratasa</td></tr>
<tr><td>CCR cromófobo</td><td>Potencial maligno más bajo, asociado con el síndrome de Bitt-Hogg-Dube</td></tr>
<tr><td>Carcinoma del conducto collector</td><td>Raro, mal pronóstico</td></tr>
<tr><td>Carcinoma medular renal</td><td>Asociado con el rasgo de células falciformes, pacientes jóvenes, mal pronóstico</td></tr>
<tr><td>CCR por translocación de la familia MiT</td><td>Pacientes jóvenes, mal pronóstico, raro</td></tr>
<tr><td>CCR deficiente de succinato deshidrogenasa</td><td>Pacientes jóvenes, mutaciones de la línea germinal de SDH, buen pronóstico</td></tr>
<tr><td>Carcinoma de células tubulares mucinosos y fusiformes</td><td>Raro, buen pronóstico, predomina en mujeres</td></tr>
<tr><td>CCR tubuloquístico</td><td>Raro, buen pronóstico</td></tr>
<tr><td>CCR asociado a enfermedad quística adquirida</td><td>Asociado a enfermedad renal en etapa terminal, buen pronóstico</td></tr>
</table>

CCR papilar de células claras	Puede ocurrir en enfermedad renal en etapa terminal y enfermedad de VHL, buen pronóstico
CCR, sin clasificar	-
Adenoma papilar	Baja complejidad, 1.5 cm, no encapsulado, buen pronóstico
Oncocitoma	Benigno, bien diferenciado, acumulación mitocondrial
Tumores mesenquimales que ocurren principalmente en adultos	**Tumores metanéfricos**
Leiomiosarcoma	Adenoma metanéfrico
Angiosarcoma	Adenofibroma metanéfrico
Rabdomiosarcoma	Tumor estromal metanéfrico
Osteosarcoma	**Tumores mesenquimales que ocurren principalmente en niños**
Sarcoma sinovial	Sarcoma de células claras
Sarcoma de Ewing	Tumor rabdoide
Angiomiolipoma	Nefroma mesoblástico congénito
Angiomiolipoma epitelioide	Tumor renal osificante de la infancia
Leiomioma	**Familia del tumor epitelial y estromal mixto**
Hemangioma	Nefroma quístico
Linfangioma	Tumor epitelial y estromal mixto
Hemangioblastoma	**Tumores neuroendócrinos**
Tumor celular yuxtaglomerular	Tumor neuroendócrino bien diferenciado
Tumor celular intersticial renomedular	Carcinoma neuroendócrino de células grandes
Schwanoma	Carcinoma neuroendócrino de células pequeñas
Tumor fibroso solitario	Feocromocitoma
Tumores quísticos y nefroblásticos que ocurren principalmente en niños	**Tumores micelaneos**
Restos nefrogénicos	Neoplasma hematopoyético renal

Nefroblastoma	Tumoes de celulas germinales
Nefroblastoma quístico parcialmente diferenciado	**Tumores metastásicos**
Nefroma quístico pediátrico	**Tumores mesenquimales**

Tabla 1. Clasificación de los tumores renales según la OMS. Tomado de "European Association of Urology" (7) (8)

SISTEMA DE CLASIFICACIÓN BOSNIAK

Clase	Descripción
I	Quiste simple benigno con una delgada línea de pared delgada sin tabique, calcificación ni componente sólido. Densidad de atenuación homogenea acuosa (-10 a +20 UH)
II	Quiste benigno mínimamente complicado que puede contener unos pocos septos finos. La calcificación fina o un segmento de calcificación ligeramente espesada puede estar presente en la pared o los tabiques. Además, una masa homogénea sin realce bien marginada de menos de 3 cm con densidad por encima de la atenuación de fluidos simple (quiste hiperdenso).
IIF	Por lo general, un quiste renal benigno complicado con múltiples septos finos o un engrosamiento suave mínimo de los tabiques de la pared. La pared o los tabiques pueden contener una calcificación gruesa y nodular. Además, una masa intrarrenal no marginada bien aumentada mayor de 3 cm con densidad por encima del fluido simple.
III	Masa renal quística complicada indeterminada con paredes o tabiques irregulares engrosados.
IV	Masa renal quística maligna con aumento de los componentes de los tejidos blandos (carcinoma quístico de células renales).

Tabla 2. Sistema de clasificación Bosniak. Tomado de "American Academy of Family Physicians" (8) (10)

ESTADIOS TNM PARA CCR

T— Tumor primario

TX No se puede evaluar el tumor primario.

T0 Sin evidencia de tumor primario

T1 Tumor de 7 cm o menos, limitado al riñón

T1a Tumor de 4 cm o menos

T1b Tumor de más de 4 cm pero no mayor a 7 cm

T2 Tumor de más de 7 cm, limitado al riñón

T2a Tumor de más de 7 cm pero no más de 10cm

T2b Tumor de más de 10 cm, limitado al riñón

T3 Tumor se extiende dentro de venas o tejido perinéfrico pero no dentro de la glandula adrenal ipsilateral y no más allá de la fascia Gerota

T3a Tumor se extiende dentro de la vena renal o una de sus rama, o el tumor invade el sistema pelvicalicial pero no invade más allá de la fascia Gerota

T3b Tumor se extiende dentro de la vena cava debajo del diafragma

T3c Tumor se extiende dentro de la vena cava sobre el diafragma o invade la pared de la vena cava

T4 Tumor invade más allá de la fascia Gerota (incluido la extensión continua de la glándula adrenal ipsilateral

N— Ganglios linfáticos regionales

NX Ganglios linfáticos regionales no pueden ser evaluados

N0 Sin metástasis en ganglio(s) linfático regional

N1 Metástasis en ganglio(s) linfático regional

M— Metástasis distante

M0 Sin metástasis distante

M1 Metástasis distante

Tabla 3. Estadíos TNM para CCR. Tomado de "European Society for Medical Oncology" (8)

Clasificación patológica pTNM			
Estadío	Tumor primario	Ganglios linfáticos	Metástasis
I	T1	N0	M0
II	T2	N0	M0
III	T3	N0	M0
	T1, T2, T3	N1	M0
IV	T4	Cualquier N	M0
	Cualquier T	Cualquier N	M1

Tabla 4. Clasificación patológica pTNM. Tomado de "European Society for Medical Oncology" (8)

Cuadro Clínico

La tríada clásica de hematuria macroscópica, dolor en el costado y masa abdominal palpable es una presentación poco frecuente que solo se presenta en el 10% de los casos. Más del 50% de los pacientes con carcinoma de células renales no experimentan síntoma alguno hasta que la enfermedad se ha extendido a otros órganos y se diagnostican de manera incidental durante una imagen toracoabdominal ordenada por problemas no relacionados. El carcinoma de células renales se asocia con una gran variedad de signos y síntomas, lo cual hace más difícil el diagnóstico. El varicocele del lado derecho no reductor o aislado y el edema bilateral de la extremidad inferior también pueden ser síntomas de enfermedad avanzada a través de la oclusión del sistema venoso testicular derecho que drena directamente a la vena renal derecha. De manera similar, puede producirse un edema bilateral de la extremidad inferior por la oclusión tumoral de la vena cava inferior. Aproximadamente el 20% de los pacientes presentan enfermedad paraneoplásica, manifestada por hipertensión, policitemia e hipercalcemia (esta última debe obligarnos a descartar una extensión del tumor a los huesos). Fiebre, pérdida de peso, deterioro del estado funcional, tos persistente, adenopatía y dolor óseo pueden indicar enfermedad metastásica. (9) (10)

Diagnóstico

Diagnóstico por clínica: Basar la sospecha en función de la presentación clínica descrita previamente.

Se puede encontrar un varicocele aislado del lado derecho y un varicocele bilatal que deben evaluarse con imágenes abdominales.

La hematuria macroscópica requiere tomografía computarizada (TC), urografía y consulta de urología para la cistoscopia.

Los signos de enfermedad paraneoplásica o metastásica requieren evaluación de malignidad, incluidas imágenes de tórax y abdomen. (10)

La mayoría de las metástasis cerebrales y óseas son sintomáticas en el momento del diagnóstico. Por lo solo se solicitará exploración osea si hay una elevación de la fosfatasa alcalina sérica o dolor óseo. (10) (11)

Diagnóstico por imagen: Una TC helicoidal de triple fase con contraste que toma imágenes del tracto urinario antes, durante y después de la carga de contraste es el estudio de imagen preferido para evaluar masas renales o hematuria microscópica persistente. La TC detecta el 90% de las masas renales, identifica características benignas y patológicas, y evalúa la anatomía circundante para detectar linfadenopatía o un trombo asociado.

La grasa tiene una atenuación muy baja (es decir, −100 a −10 UH), y las masas que contienen grasa son casi siempre angiomiolipomas benignos.

Las masas homogéneas con baja atenuación (−10 a +20 HU) pueden identificarse como quistes simples benignos, llenos de líquido.

Las masas con atenuación mayor de 20 UH, apariencia heterogénea, tabiques o calcificaciones pueden ser malignas y requieren evaluación adicional.

Para masas o contraindicaciones de TC incompletamente caracterizadas, se recomienda la resonancia magnética (RM) con y sin contraste intravenoso. (10)

Aunque la TC y la RM son comparables para estadificar tumores renales primarios, la resonancia brinda los beneficios adicionales de no exponerse a la radiación, la capacidad de utilizar técnicas de sustracción para detectar la mejora sutil de la masa y posiblemente una mejor caracterización de las lesiones de menos de 2 cm y las lesiones quísticas.

Sin embargo, la RM es más costosa y requiere más tiempo que la TC. La RM también es útil en pacientes alérgicos al material de contraste yodado, pacientes con disfunción renal, casos de lesiones con hemorragia y pacientes con contraindicaciones específicas a la TC, como el embarazo. (10) (12)

Diagnóstico por laboratorio: La hematuria debe diagnosticarse mediante un examen microscópico que muestre tres o más glóbulos rojos por campo de alta potencia, no solo con tira reactiva de orina.

La orina debe estar sin piuria o escayola de glóbulos rojos, lo que indica infección o glomerulonefritis, respectivamente y se deben descartar causas benignas, tratar las causas identificadas y obtener un análisis de orina repetido.

La evaluación de laboratorio adicional incluye la evaluación de sedimento urinario, creatinina (puede guiar hacia una insuficiencia renal), proteína C reactiva, hemoglobina (suele presentarse anemia), velocidad de sedimentación globular, fosfatasa alcalina (puede verse elevado en cáncer extendido a hígado y huesos) y calcio sérico (si está elevado podrían representar cáncer extendido a los huesos).

No se recomienda la citología urinaria de rutina para la evaluación inicial de la hematuria microscópica asintomática. Los pacientes de 35 años o más que tienen microhematuria asintomática deben someterse a una cistoscopia e imagenología con urografía multifásica por TC. (6) (10)

Diagnóstico por biopsia: Proporciona confirmación histopatológica de malignidad con alta sensibilidad y especificidad.

Se recomienda especialmente antes del tratamiento con terapias ablativas, así como en pacientes con enfermedad metastásica antes de comenzar el tratamiento sistémico se utilizan cada vez más para el diagnóstico histológico y para evitar cirugías innecesarias en caso de una lesión benigna.

El diagnóstico histopatológico final, la clasificación y la evaluación de los factores pronósticos se hace cuando esté disponible la muestra de nefrectomía. (8) (9)

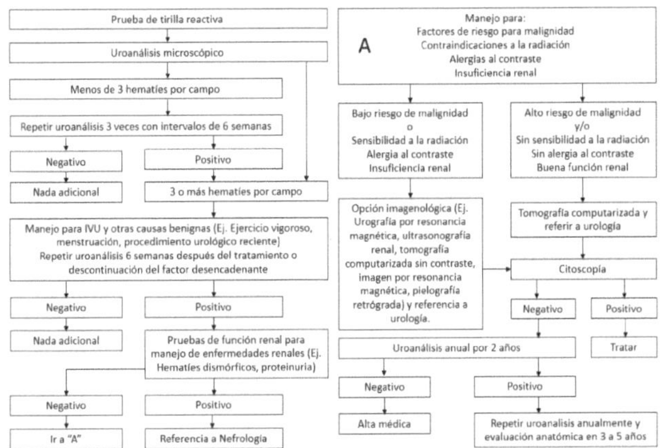

Figura 4. Algoritmo para el diagnóstico y manejo tras hallazgo incidental de hematuria microscópica. Tomado de la "American Academy of Family Physicians". (10)

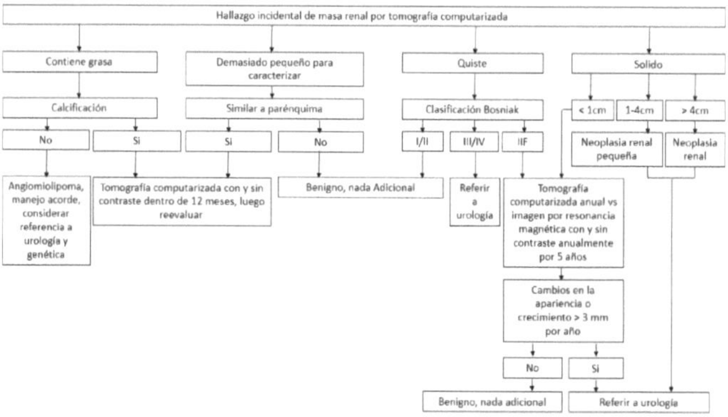

Figura 5. Algoritmo para el manejo tras hallazgo incidental de masa renal. Tomado de la "American Academy of Family Physicians". (10)

DIAGNÓSTICO DIFERENCIAL DE LAS MASAS RENALES

Quistes	Tumores	Lesiones inflamatorias
Simple	Masa maligna	Infección
Complejo	Carcinoma celular renal	Infarto
Múltiple	Linfoma	Trauma (Hematoma)
	Sarcoma	
	Metástasis	
	Masa benigna	
	Adenoma renal	
	Angiomiolipoma	
	Oncocitoma	
	Otros	

Tabla 5. Diagnóstico diferencial de masas renales. Tomado de la "American Academy of Family Physicians". (10)

Tratamiento

Opciones De Tratamiento E Indicaciones Basados En La "American Urology Association" Para Masas Y Cancer Renal			
Tratamiento	**Ventajas**	**Desventajas**	**Indicaciones**
Nefrectomía total	Resultados perioperativos favorables; bajo riesgo de complicaciones	Más grandes efectos sobre la tasa de filtrado glomerular	Debe ser considerado para tumores con potencial oncológico incrementado acorde a un mayor tamaño del tumor, características de infiltración, y/o hallazgos de biopsia sugestivos de un subtipo de CCR agresivo o de alto grado
Nefrectomía parcial	Preservación de la tasa de filtración glomerular	Mayor riesgo de complicaciones urológicas que podrían requerir intervenciones futuras	Pacientes con masas renales cT1 o con un riñón solitario funcional, tumores bilaterales o multifocales, CCR familiar conocido, proteinuria y/o Insuficiencia renal crónica, pacientes jóvenes, pacientes con morbilidades propensos a afectar la función renal en el futuro
Ablación térmica	Los resultados perioperativos más favorables, el más bajo riesgo de mobilidad entre intervenciones	Incremento en las tasas de recurrencia local	Un acercamiento alternativo para tumores cT1 menores de 3cm, se debe usar biopsia para confirmar diagnóstico
Vigilancia activa	Sin riesgo quirúrgico	Incrementa el riesgo de cáncer	Opción para pacientes con incrementado riesgo de riesgo de intervención o aquellos con preocupación sustancial de muerte, también se considera en pacientes sanos con tumores con reducido potencial biológico como lo son los tumores menores de 2cm

Tabla 6. Opciones de tratamiento para cáncer renal. Tomado de la "American Urology Association" (12)

Pronóstico

SCORE SSIGN PARA CCR		
Característica	**Score**	
Categoría patológica para tumor primario	pT1a	0
	pT1b	2
	pT2	3
	pT3a-pT3c	4
	pT4	4
Estado del ganglio regional	pNx o pN0	0
	pN1 o pN2	2
Tamaño del tumor	< 10 cm	0
	10 cm o más	1
Grado	1 o 2	0
	3	1
	4	3
Necrosis tumoral histológica	No	0
	Si	1
Score	**Grupo**	**Tasa de supervivencia libre de metástasis a los 5 años**
0 -2	Riesgo bajo	97.1%
3 - 5	Riesgo intermedio	73.8%
6 o más	Riesgo alto	31.2%

Tabla 7. Score S (Stage = Estadío), SI (Size = Tamaño), G (Grade = Grado), N (Necrosis = Necrosis). Tomado de la "European Society for Medical Oncology" (8)

1.Cancer.net [Internet] Chicago: American Society of Clinical Oncology; c2005-2018 [updated 2018 Oct; cited 2020 Mar 29]. Available from: https://www.cancer.net/es/tipos-de-c%C3%A1ncer/c%C3%A1ncer-de-ri%C3%B1%C3%B3n/introducci%C3%B3n

2.Seom.org [Internet] Barcelona: Sociedad Española de Oncología Médica; c1976-2020 [actualizado 2019 Dic 30; citado 2020 Mar 30]. Disponible en: https://seom.org/info-sobre-el-cancer/renal?showall=1

3.Marston W. and Ricketts C. The Cancer Genome Atlas of renal cell carcinoma: findings and clinical implications. Nature Reviews. [serial on the Internet] 2019. Jul. [cited: 2020 Mar 28]; 16(1): [about 14p.]. Available from: https://www.researchgate.net/publication/334264700_The_Cancer_Genome_Atlas_of_renal_cell_carcinoma_findings_and_clinical_implications

4.Capitanio U, Bensalah K, Bex A, Boorjian S, Bray F, Coleman J, et al. Epidemiology of Renal Cell Carcinoma. European Association of Urology. [serial on the Internet] 2019. Jan. [cited: 2020 Mar 30]; 75(1): [about 11 p.]. Available from: https://www.europeanurology.com/article/S0302-2838(18)30633-X/fulltext

5.Siegel R, Miller K. and Jemal A. Cancer Facts & Figures 2020. American Cancer Society journal, CA: A Cancer Journal for Clinicians. [serial on the Internet] 2020. Jan. [cited: 2020 Mar 30]; 70(1): [about 76 p.]. Available from: https://www.cancer.org/content/dam/cancer-org/research/cancer-facts-and-statistics/annual-cancer-facts-and-figures/2020/cancer-facts-and-figures-2020.pdf

6.Motzer R, Hancock S, Nandagopahl L, Jonasch E, Harrison M, Pierorazio P, et al. Kidney Cancer. National Comprehensive Cancer Network Foundation. [serial on the Internet] 2020. Jun. [cited: 2020 Mar 30]; 1(1): [about 84 p.]. Available from: https://www.nccn.org/patients/guidelines/content/PDF/kidney-patient.pdf

7.Moch H, Cubilla A, Humphrey P, Reuter V. and Ulbright T. The 2016 WHO Classification of Tumours of the Urinary System and Male Genital Organs—Part A: Renal, Penile, and Testicular Tumours. European Association of Urology. [serial on the Internet] 2016. Feb. [cited: 2020 Mar 30]; 70(1): [about 13 p.]. Available from: https://www.europeanurology.com/article/S0302-2838(16)00206-2/fulltext/the-2016-who-classification-of-tumours-of-the-urinary-system-and-male-genital-organs-part-a-renal-penile-and-testicular-tumours

8.Escudier B, Porta C, Schmidinger M, Rioux-Leclercq N, Bex A, Khoo V, et al. Renal cell carcinoma: ESMO Clinical Practice Guidelines for diagnosis, treatment and follow-up. Annals of Oncology. [serial on the Internet] 2019. Feb. [cited: 2020 Mar 30]; 30(1): [about 15 p.]. Available from: https://www.annalsofoncology.org/article/S0923-7534(19)31157-3/pdf

9.Ljungberg B, Albiges L, Abu-Ghanem Y, Bensalah K, Dabestani S, Fernández-Pello S, et al. European Association of Urology Guidelines on Renal Cell Carcinoma: The 2019 Update. European Association of Urology. [serial on the Internet] 2019. Feb. [cited: 2020 Mar 30]; 75(1): [about 12 p.]. Available from:

10.Gray R and Harris G. *Renal Cell Carcinoma: Diagnosis and Management. American Academy of Family Physicians. [serial on the Internet] 2019. Feb. [cited: 2020 Mar 30]; 99(3): [about 6 p.]. Available from: http://www.afp-digital.org/afp/february_1__2019/MobilePagedArticle.action? articleId=1460291#articleId1460291*

11. Lázaro1 M, Valderrama B, Suárez C, De Velasco G, Beato C, Chirivella I, et al. *SEOM clinical guideline for treatment of kidney cancer (2019). Clinical and Translational Oncology. [serial on the Internet] 2020. Jan. [cited: 2020 Mar 30]; 22(1): [about 14 p.]. Available from: https://link.springer.com/article/10.1007/ s12094-019-02285-7*

12.Ward R, Tanaka H, Campbell S. and Remer E. *2017 AUA Renal Mass and Localized Renal Cancer Guidelines: Imaging Implications. Radiographics: Radiological Society of North América. [serial on the Internet] 2018. Jun. [cited: 2020 Mar 30]; 38(7): [about 13 p.]. Available from: https://pubs.rsna.org/doi/ 10.1148/rg.2018180127*

LECTURAS RECOMENDADAS

1.Ahrens M, Scheich S, Hartmann A. and Bergmann L. *Non-Clear Cell Renal Cell Carcinoma – Pathology and Treatment Options. Oncology Research and Treatment. [serial on the Internet] 2019. Feb. [cited: 2020 Mar 28]; 42(1): [about 8p.]. Available from: https://www.karger.com/Article/Pdf/495366*

2.Trpkov K. and Hes O. *New and emerging renal entities: a perspective post-WHO 2016 classification. Histopathology. [serial on the Internet] 2019. Jan. [cited: 2020 Mar 28]; 74(1): [about 29 p.]. Available from: https:// onlinelibrary.wiley.com/doi/epdf/10.1111/his.13727*

3.3. Williamson S, Taneja K. and Chen L. *Renal cell carcinoma staging: pitfalls, challenges, and updates. Histopathology. [serial on the Internet] 2019. Jan. [cited: 2020 Mar 29]; 74(2): [about 13 p.]. Available from: https:// onlinelibrary.wiley.com/doi/pdf/10.1111/his.13743*

4.Delahunt B, Eble J, Egevad L. and Samaratunga H. *Grading of renal cell carcinoma. Histopathology. [serial on the Internet] 2019. Jan. [cited: 2020 Mar 30]; 74(1): [about 29 p.]. Available from: https://onlinelibrary.wiley.com/doi/pdf/ 10.1111/his.13735*

5.Akhtar M, Al-Bozom I. and Al Hussain T. *Papillary Renal Cell Carcinoma (PRCC): An Update. Wolters Kluwer Health. [serial on the Internet] 2019. Mar. [cited: 2020 Mar 30]; 26(2): [about 9 p.]. Available from: https:// journals.lww.com/anatomicpathology/Abstract/2019/03000/ Papillary_Renal_Cell_Carcinoma__PRCC___An_Update.5.aspx*

6.Haake S. and Rathmell K. *Renal Cancer Subtypes: Should We Be Lumping or Splitting for Therapeutic Decision Making?. Cancer. [serial on the Internet] 2016. Jul. [cited: 2020 Mar 30]; 123(1): [about 10 p.]. Available from: https:// www.researchgate.net/publication/ 310587304_Renal_cancer_subtypes_Should_we_be_lumping_or_splitting_for_th erapeutic_decision_making*

7.Campbell S, Uzzo R, Allaf M, Bass E, Cadeddu J, Chang A, et al. *Renal Mass and Localized Renal Cancer: AUA Guideline. The Journal of Urology. [serial on the Internet] 2017. Sep. [cited: 2020 Mar 30]; 198(3): [about 28 p.]. Available from: https://www.ncbi.nlm.nih.gov/pubmed/ 28479239*

8.Cohen J, Geara A, Hogan J. and Townsend R. *Hypertension in Cancer Patients and Survivors. JACC: CardioOncology Journal CME/MOC/ ECME. [serial on the Internet] 2019. Dec. [cited: 2020 Mar 30]; 1(2): [about 14 p.]. Available from: https://cardiooncology.onlinejacc.org/ content/jaccco/1/2/238.full.pdf*

9.Cancer.gov *[Internet] Montgomery County: National Cancer Institute; c1937-2020 [updated 2020 Jan 28; cited 2020 Mar 30]. Available from: https://www.cancer.gov/types/kidney/hp/kidney-treatment-pdq*

10.Turajlic S, Swanton C. and Boshoff C. *Kidney cancer: The next decade. Journal of Experimental Medicine. [serial on the Internet] 2018. Sep. [cited: 2020 Mar 30]; 215(9): [about 3 p.]. Available from: https:// w w w . r e s e a r c h g a t e . n e t / p u b l i c a t i o n / 327658778_Kidney_cancer_The_next_decade*

11.De Francisco A, Macía M, Alonso F, García P, Gutierrez E, Quintana L, et al. *Onco-Nefrología: cáncer, quimioterapia y riñón. Revista de la Sociedad Española de Nefrología. [serie en Internet] 2019. Oct. [citado: 2020 Mar 30]; 39(5): [alrededor de 9 p.]. Disponible en: https:// www.revistanefrologia.com/es-pdf-S021169951930027X*

CAPÍTULO 6

Iván Santiago Ibadango Cachimuel
Cáncer De Próstata

Definición

El cáncer de próstata se define como la proliferación incontrolada de las células epiteliales de la glándula prostática, con comportamiento biológico, potencial maligno y pronóstico heterogéneos relacionados principalmente a la edad (1).

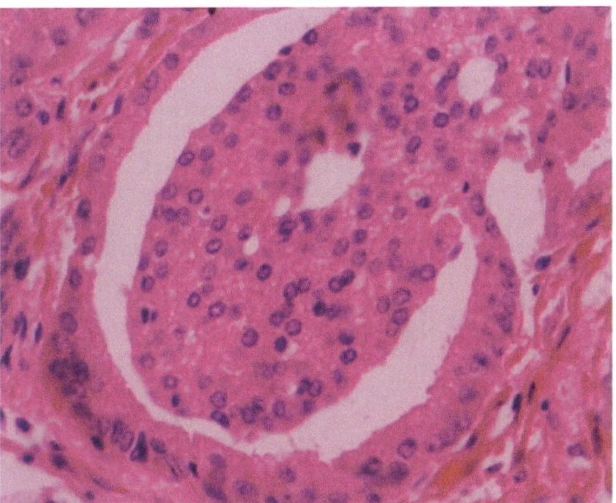

Figura 1 Estructura glomeruliode cortesía de Dinamarca IPS. Criterios diagnósticos en 400 biopsias de adenocarcinoma de próstata (11).

Epidemiología

A nivel mundial el cáncer de próstata es el segundo cáncer más incidente y la quinta causa de muerte por cáncer en hombres (2). La International Agency for Research on Cáncer, que tiene por objetivo calcular la incidencia y la mortalidad por cáncer en todo el mundo, reportó al cáncer de próstata como la segunda neoplasia más común en hombres en el mundo, con una incidencia de 14.8%, ocupando el quinto lugar en mortalidad por cáncer con el 6.6% (3).

La edad media del diagnóstico es de 66 años, y el 69% de las muertes se producen en hombres de 75 años. Dado que la incidencia y la mortalidad aumentan considerablemente con la edad, se pronostica un aumento de casos nuevos con el envejecimiento exponencial de la población (1).

Antes de los 50 años esta enfermedad no es frecuente, rara vez se presenta antes de los 45 y su prevalencia se incrementa a partir de la quinta década de la vida (4).

El cáncer de próstata es el cáncer más comúnmente diagnosticado en los hombres hispanos en Estados Unidos en un estudio realizado por la Sociedad Americana contra el Cáncer en 2018 a 2020, siendo que en 2018 se prevé que tengan lugar 13,900 casos nuevos. los hombres hispanos tienen tasas intermedias de incidencia del cáncer de próstata que son ligeramente más bajas que las de los blancos no hispanos. Las tasas de incidencia del cáncer de próstata disminuyeron por aproximadamente 6% por año en hispanos y en blancos no hispanos de 2006 a 2015, probablemente refleja las recomendaciones contra el análisis de antígeno prostático específico de rutina para hombres de 75 años en adelante en 2008 y en 2012 para todas las edades (5).

Según el Observatorio Global del Cáncer (GCO) que es una plataforma interactiva basada en la web que presenta estadísticas globales sobre el cáncer para informar el control y la investigación del cáncer, los datos presentados son los mejores disponibles para cada país en todo el mundo incluido Ecuador año 2018. Sin embargo, se debe tener precaución al interpretar los datos, reconociendo las limitaciones actuales en la calidad y cobertura de los datos sobre el cáncer, particularmente en países de ingresos bajos y medianos. Los Datos se obtuvieron del registro de Cáncer de Cuenca, registro de Cáncer de Guayaquil, registro de Cáncer de Loja, registro de Cáncer Manabí, registro Nacional de Cáncer Quito (3).

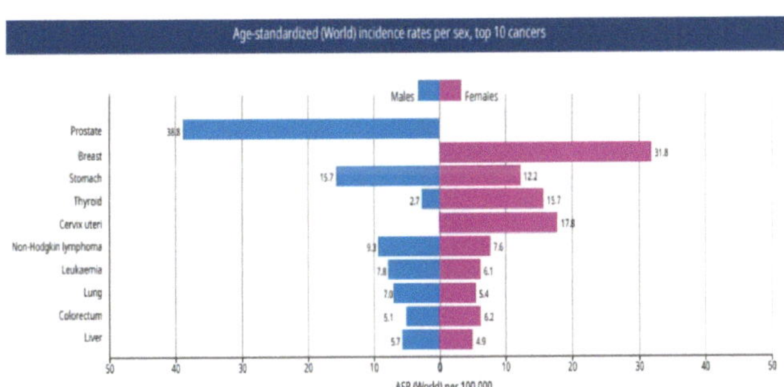

Figura 2. Número de casos nuevos de cáncer en 2018, según el Observatorio Global de Cáncer.

Figura 2. Tasas de incidencia estandarizadas de los 10 tipos de cáncer más concurrentes en 2018, según el Observatorio Global de Cáncer.

Fisiopatología

La próstata se ubica en la pelvis y está rodeada por el recto, vejiga, complejos venosos periprostático y dorsal y haces neurovasculares que participan en la función eréctil, así como el esfínter urinario que participa en el control pasivo de la micción. La próstata está compuesta por glándulas tuboalveolares ramificadas dispuestas en lóbulos rodeadas por estroma fibromuscular (9).

La unidad acinar incluye un compartimiento epitelial constituido por células epiteliales, basales y neuroendocrinas y separadas por una membrana basal, así como por un compartimiento del estroma que incluye fibroblastos y células de músculo liso (9).

El antígeno prostático específico y la fosfatasa ácida prostática se producen en las células epiteliales. Las células epiteliales y del estroma expresan receptores de andrógenos y dependen de los andrógenos para su crecimiento. La testosterona, el principal andrógeno circulante, es convertido por acción de la enzima 5 alfa-reductasa a dihidrotestosterona en la glándula (9).

La porción periuretral de la glándula se incrementa de tamaño durante la pubertad y después de los 55 años de edad por el crecimiento de células no malignas en la zona de transición de la próstata que rodean a la uretra. La mayor parte de los cánceres se desarrolla en la zona periférica y los cánceres en esta ubicación pueden palparse durante el tacto rectal (9).

El Cáncer de próstata es considerada una "enfermedad silenciosa", pues mientras las células se transforman y se incrementan pueden pasar hasta 10 años sin que se presenten síntomas. La verdadera causa del carcinoma prostático se desconoce, pero está bien claro que su crecimiento está influido por las hormonas sexuales. Más del 95% de los cánceres prostáticos son adenocarcinomas, las variantes que no lo son pueden dividirse en dos grupos con base en su origen celular: epitelial y no epitelial. Las variantes epiteliales son más diferenciadas y biológicamente menos agresivas, mientras que las no epiteliales tienen un comportamiento muy invasor (4).

La patogénesis se desarrolla por la acumulación de alteraciones genéticas que resultan en la proliferación celular, estas células adquieren habilidades de invasión, metástasis y proliferación a distancia. Entre los factores que aumentan es riego tenemos:

• Dieta: En varones con obesidad se ha observado una asociación con el cáncer de próstata agresivo, se explica por los cambios hormonales causados por la obesidad; estos efectos pueden ser mediados por adipocitoquinas como la leptina y la adiponectina, las concentraciones de leptina están directamente relacionadas con la adiposidad, estimula la proliferación celular y la angiogénesis, y en contra parte, la adiponectina se asocia con una disminución en el riesgo de cáncer. Además, la obesidad está relacionada con el incremento del factor de crecimiento similar a la insulina. En varios estudios se demostró que el cáncer agresivo y potencialmente letal se redujo en los pacientes fumadores que tomaron vitamina E, pero en los pacientes no fumadores el riesgo aumento. El riesgo aumenta con la ingesta de abundante grasa, como los hidrocarburos aromáticos policíclicos que se forman al cocinar las carnes rojas. Entre los factores protectores, está la ingesta de genisteína que se encuentra en las legumbres y el licopeno que se encuentra en el tomate.

• Edad: Los varones de mayor edad tienen un mayor riesgo de desarrollar cáncer de alto grado. El cáncer de próstata clínicamente detectable es raro antes de los 40 años, pero desde ese momento la incidencia aumenta con la edad más rápido que el de cualquier otro tipo de cáncer.

• Historia Familiar: Los hombres con un familiar de primer grado con cáncer de próstata tienen un riesgo 2 a 3 veces mayor, y los que tienen dos o más familiares de primer grado afectados tienen un 5 a 11 veces más riesgo en comparación con la población general.

• Tabaquismo: Se ha documentado que los fumadores de más de un paquete al día, tienen un riesgo 2 a 3 veces mayor en comparación con los no fumadores. Hay una relación directa entre el tabaquismo y mayor mortalidad, los pacientes fumadores duplican el riego de mortalidad con respecto a los no fumadores.

• Etnia: Los varones residentes de Estados Unidos y el Caribe, con ascendencia africana poseen la mayor incidencia de cáncer de próstata en el mundo. El riesgo es 1,8 veces mayor en comparación de la etnia blanca.

•Lesiones pre malignas: Se tiene la neoplasia intraepitelial prostática, que se define como la presencia de células atípicas o displásicas confinadas dentro de la glándula prostática que conservan el revestimiento basal, y se divide en bajo y alto grado. Solo las neoplasias intraepiteliales de alto grado se consideran precursoras de cáncer invasor (6)

Histología

Las características citológicas de esta neoplasia se caracterizan por presentar en sus células núcleos hipercromáticos y agrandados, con citoplasma abundante y teñido de azul. La ausencia de tinción de inmunohistoquímica de queratina en las células basales de la próstata es consistente con un adenocarcinoma de próstata. Aunque este cáncer suele ser multifocal se presenta mayormente en la zona periférica de la glándula. La penetración de la cápsula prostática es un evento que sucede con mucha frecuencia y ocurre a lo largo de los espacios perineurales (4).

Cuadro Clínico

Es común que los síntomas del carcinoma prostático aparezcan en la fase tardía de su evolución y se deben habitualmente a la infiltración local obstructiva, a las metástasis a distancia y a la infección urinaria condicionada por la estasis crónica (4).

Los síntomas obstructivos son secundarios al tamaño tumoral, con la progresión caudal de su crecimiento se origina una disfunción esfinteriana que establece trastornos de vaciado, de continencia y contracciones involuntarias de la vejiga, estos últimos darán lugar a síntomas irritativos. Por otra parte, el crecimiento en volumen puede originar la disminución de la capacidad vesical funcional, ser el origen de contracciones vesicales involuntarias y también de acomodación vesical disminuida en algunos casos. (4)

Diagnóstico

Los únicos factores de riesgo bien establecidos para el cáncer de próstata son el incremento de la edad, la ascendencia africana, determinadas condiciones genéticas hereditarias y antecedentes familiares de la enfermedad. Cada vez más evidencias sugieren que la obesidad puede estar asociada a un mayor riesgo de presentar una enfermedad agresiva (5).

Tener un familiar de primer grado con cáncer de próstata diagnosticado antes de los 60 años, aumenta de 2.1 a 2.5 veces, la probabilidad del diagnóstico de cáncer de próstata. Los hombres afroamericanos en comparación con los hombres caucásicos, tienen una incidencia 64% mayor de cáncer de próstata y un aumento de 2.3 veces en la mortalidad por esta causa (1).

Con el fin de mejorar la clasificación de los pacientes, actualmente se usan herramientas clínicas y patológicas, como el nivel de PSA inicial, la estadificación clínica y el puntaje de Gleason en la biopsia, para ayudar a predecir el pronóstico del PC al momento del diagnóstico y determinar el tratamiento, sin embargo, estas aún no son suficientes. Una clasificación imprecisa y un tratamiento inadecuado pueden afectar la supervivencia global de los pacientes y aumentar innecesariamente los costos relacionados con el tratamiento (2).

Para su detección se emplea el tacto rectal y la prueba sérica del antígeno prostático específico (PSA). En los varones normales solo existe una cantidad mínima de PSA circulando en el suero. Aparecen niveles elevados de PSA en formas localizadas y avanzadas de cáncer de próstata y es actualmente el mejor factor predictivo que se dispone para diagnosticar dicho cáncer. Aunque es un buen marcador tumoral dista bastante de ser el marcador ideal de cribado. Actualmente, no se define el límite entre los pacientes con alto y bajo riesgo de enfermedad, ni el límite a partir del cual no hay riesgo de cáncer. En la mayoría de estudios se utiliza un nivel de PSA mayor de 4 ng/mL para la indicación de biopsia, aunque en los últimos años existe una tendencia generalizada a disminuir este valor, sobre todo en varones jóvenes entre 50 y 66 años (4).

Los niveles de PSA no siempre conservan una relación directa con el diagnóstico de la enfermedad o su recurrencia, ya que estos también aumentan en respuesta a otras afectaciones de la próstata como prostatitis, y también porque algunos casos pueden recurrir en ausencia del incremento de PSA , dentro de esto pueden existir algunos pacientes mal clasificados que realmente no requerían tratamiento sino seguimiento y que tuvieron un deterioro en su calidad de vida sin un beneficio significativo en la supervivencia (2).

Se recomiendan pruebas de detección oportuna de cáncer de próstata en pacientes con riesgo elevado de desarrollarlo (pacientes con dieta alta en grasas y carnes, historia familiar, raza afroamericana, pacientes con más de 1 ng/ml de APE a los 40 años de edad y más de 2 ng/ml a los 60 años).Se recomienda la determinación de un APE basal entre los 40 a 50 años; posteriormente se sugiere planear el tamizaje según resultados y decisión compartida entre el médico-paciente (1).

La ecografía transrectal puede ayudar al diagnóstico de tumores no palpables y es el método de elección para realizar la biopsia de áreas intraprostáticas sospechosas. Pero, al igual que el tacto rectal y el PSA, la ecografía transrectal tiene también sus limitaciones en términos de un bajo valor predictivo positivo y especificidad. Por tanto, el principal papel de la escala de grises en la ETR es dirigir la biopsia de próstata. (4)

Biopsia de próstata: En esta se establece el puntaje de Gleason que define el grado de diferenciación histológica del tumor y en el que se reportan los dos patrones de diferenciación más prevalentes en la muestra. Esta clasificación se correlaciona con el pronóstico del paciente, tanto en la predicción de riesgo de recurrencia bioquímica, como en la aparición de metástasis, donde el patrón más diferenciado tiene un mejor pronóstico, y el patrón más indiferenciado tiene un peor pronóstico (2).

La biopsia puede realizarse a través de un abordaje transrectal, con control ecográfico o con transductor de haz oblicuo, esta última es la más aceptada, especialmente para las lesiones pequeñas y localizadas en la periferia. Se propone que sistemáticamente como mínimo ocho muestras deberían ser tomadas para incluir bilateralmente el ápex, media glándula medio lobar, media glándula parasagital y base bilateral. Sin embargo, el uso del Gleason se ve limitado por la variabilidad de la lectura histopatológica inter-observador e intra-observador (2).

En un estudio en el que se compara las características histopatológicas y bioquímicas de los tumores diagnosticados en primera, segunda, tercera y cuarta biopsia se observa que los cánceres diagnosticados a partir de la tercera y cuarta biopsia tienen menor grado de Gleason, volumen y estadio que aquellos diagnosticados en primera y segunda biopsia, lo cual implica una menor agresividad biológica (4).

Una revisión de expertos acerca de las indicaciones clínicas para la realización de biopsias de próstata menciona que, en la actualidad, las dos indicaciones para realizar una biopsia de próstata son un tacto digito rectal anormal realizado por un médico con experiencia y/o un nivel elevado de APE. Los resultados del PCPT (Prostate Cáncer Prevention Trial) muestran que no hay un punto de corte del APE seguro y que aún en pacientes con niveles de APE <2 se ha encontrado cáncer de próstata con un Gleason > 7. El ensayo PCPT encontró que el 15% de hombres tenían cáncer de próstata con niveles de APE =4.0 ng/ml y un tacto rectal normal y aproximadamente del 30% al 35% de los hombres con APE sérico entre 4 y 10 ng/ml y los que presentaron niveles totales de PSA > 10 ng/ml presentaron una probabilidad mayor al 67% de cáncer de próstata.

Para dilucidar el papel específico del tacto rectal en el tamizaje del cáncer de próstata, de entre 5,519 hombres en el brazo de control del PCPT, se observó que un tacto anormal aumentaba la probabilidad de detección de cáncer casi 2.5 veces. Es recomendable realizar biopsia transrectal a pacientes con tacto rectal anormal o APE mayor de 10 ng/ml confirmado (1).

Se recomienda ofrecer evaluación y estudios adicionales a hombres asintomáticos con un examen rectal digital normal y un nivel de antígeno prostático específico (PSA) entre 4-10 ng/ml antes de realizar una biopsia de próstata; cuando los valores sean inferiores de 4 ng/ml, se debe tomar en cuenta la estratificación del riesgo. (1)

Al momento, la biopsia transrectal guiada por ultrasonido es el método preferido por la mayoría de los urólogos Un estudio de cohorte retrospectivo en el que a 332 hombres se les hizo biopsia transrectal de próstata de 24 núcleos y a 140 se les realizo biopsia transperineal de 24 núcleos, para comprobar la hipótesis de que no existen diferencias significativas entre el abordaje trans rectal y el trans-perineal, mostró que ambos abordajes tienen una tasa de detección similar (CDR-cancer detection rate) (31.4% vs 25.7%). Se puede ofrecer abordaje trans-rectal o transperineal a los pacientes que se someterán a biopsia de próstata, debido a que tienen una similar tasa de detección de cáncer. Es importante individualizar y analizar las características y preferencias del paciente. Se debe utilizar profilaxis con antibiótico vía oral o intravenosa en pacientes a los que se les realizará biopsia transrectal de próstata (1).

Después de una biopsia previa con resultado negativo, las indicaciones para repetir una biopsia. son:
• Un antígeno prostático que se eleva.
• Tacto rectal sospechoso.
• Imágenes de resonancia magnética paramétricas.
• Proliferación pequeña acinar atípica o Neoplasia intraepitelial prostática multifocal de alto grado (1).

Tacto rectal: un tacto rectal meticuloso es un método directo y útil para descubrir precozmente el carcinoma de próstata, ya que la localización posterior de la mayoría de estos tumores los vuelve fácilmente palpables. Con una sensibilidad del 70% y una especificidad del 90% es de suma importancia para valorar tamaño, consistencia, movilidad, delimitación y regularidad de la glándula. Tiene el 50% de probabilidad de falsos positivos, pero es lo idóneo para el diagnóstico precoz (4). De otra parte, el examen del tacto rectal permite la palpación únicamente de la zona periférica de la próstata y es examinador dependiente, por lo que puede no detectar algunos tumores (2).

El tacto rectal está indicado en todos los pacientes mayores de 55 años, en pacientes con sintomatología urinaria baja sin importar la edad y en pacientes asintomáticos, pero con factores de riesgo (1).

En la actualidad, ninguna organización recomienda el análisis del antígeno prostático específico de rutina para la detección temprana del cáncer de próstata debido a la preocupación cada vez mayor de un sobrediagnóstico frecuente y el riesgo considerable de efectos secundarios graves del tratamiento del cáncer de próstata (5).

La Sociedad Americana Contra El Cáncer recomienda que los hombres asintomáticos con una expectativa de vida de 10 años tengan la oportunidad de tomar una decisión informada con su proveedor de atención médica sobre si hacerse exámenes de detección del cáncer de próstata mediante el uso del análisis de APE con o sin un examen rectal digital. La decisión sobre los exámenes de detección debe tomarse únicamente después de recibir información sobre las dudas, los riesgos y los beneficios potenciales asociados con los exámenes de detección. Los hombres deben recibir esta información a partir de los 50 años de edad para quienes tienen un riesgo promedio y a los 40 o 45 años de edad para quienes tienen alto riesgo, tales como los hombres afroamericanos y los hombres con antecedentes familiares de la enfermedad. No se deben ofrecer los exámenes de detección del cáncer de próstata a los hombres asintomáticos quienes tienen una expectativa de vida menor a 10 años (5).

El uso de variables clínicas y patológicas en la predicción del pronóstico en pacientes con PC sigue siendo la herramienta más empleada actualmente en la clínica para la clasificación del riesgo de BCR. No obstante, existe la necesidad de nuevos biomarcadores de pronóstico que permitan una estratificación más precisa, no solo del riesgo de BCR sino también del riesgo de recaída clínica y de enfermedad hormonorrefractaria (2).

Algunos de los biomarcadores estudiados ya tienen pruebas disponibles comercialmente, otros están validándose y otros requieren de una validación en sets de datos o pacientes con tamaños de muestra que sean grandes e independientes antes de usarse en la clínica. Las nuevas aproximaciones metodológicas permitirán dirigir los esfuerzos de una manera más acertada para identificar el verdadero riesgo pronóstico y así guiar el manejo de forma personalizada para contribuir al control de la enfermedad con una mayor supervivencia y mejor calidad de vida, y eventualmente, a la optimización en los costos en el tratamiento (2).

En la actualidad no se puede recomendar un biomarcador sobre otro y requieren de estudios a gran escala para validad su eficacia y utilidad (7).

Pronóstico

La Distribución de la Etapa y la Supervivencia Alrededor de 83% de los casos de cáncer de próstata en hispanos en comparación con 87% de los casos en blancos no hispanos en Estados Unidos son diagnosticados en una etapa localizada o regional, para lo cual la supervivencia por causa específica a 5 años es similar en ambos grupos. La supervivencia por causa específica a cinco años para la enfermedad en etapa distante disminuye a 35% en los hispanos y a 30% en los blancos no hispanos (5).

Si bien los hispanos comparativamente tienen tasas bajas para los cánceres más comunes, ellos tienen tasas desmesuradamente altas para cánceres que están asociados a agentes infecciosos y cáncer de vesícula biliar en comparación con los blancos no hispanos. Con excepción al cáncer de hígado, la incidencia y mortalidad para estos cánceres son generalmente más altas en Latinoamérica que en los Estados Unidos (5).

La diseminación de este cáncer comienza frecuentemente por las vesículas seminales y esto está relacionado con una elevada probabilidad de enfermedad distante. La afectación rectal es rara y con frecuencia se afecta el trígono de la vejiga. Las metástasis linfáticas son identificadas mayormente en las cadenas de ganglios intrabdominales. Los huesos de la cabeza y el tronco son el sitio más usual de metástasis a distancia y la espina lumbar es la más afectada, así como el pulmón, hígado y glándulas suprarrenales (4).

Es de esperar que más del 90% de los pacientes sometidos a cirugía transuretral vivan 15 años. La evolución y sobrevida, dependerán del control bioquímico, la dosis de radioterapia y la hormono-terapia, así como, el estadio clínico e histológico de la enfermedad en el momento del diagnóstico (4).

La tasa de supervivencia promedio a los 5 años en hombres diagnosticados es de un 99%. El 98% está vivo después de 10 años y el 95% vive por lo menos unos 15 años. Para los hombres con diagnóstico de Cáncer de Próstata que se ha diseminado a otras partes del cuerpo, la supervivencia de 5 años aproximadamente se reduce a un 28%, según datos de la Sociedad Americana de Oncología Clínica (8).

La supervivencia de los pacientes con cáncer prostático en un año del diagnóstico es de 99%, a medida que aumentan los años de diagnóstico disminuye la supervivencia. Se identificó que el estadio clínico del cáncer de próstata, el consumo de tabaco y el alcohol se relaciona con la supervivencia de esta patología (8).

Tratamiento

El desafío en los estadios iniciales de la enfermedad es la definición de elementos clínicos y patológicos que permitan estratificar la probabilidad de recurrencia o diseminación a distancia, tomando en cuenta el grupo etario, la expectativa de vida, la presencia de comorbilidades significativas y las preferencias del paciente (10).

Los factores para seleccionar el tratamiento inicial en hombres recién diagnosticados:
• La extensión anatómica de la enfermedad (Estadios TNM).
• Grado histológico y las características moleculares del tumor.
• Niveles séricos de APE.
• Desenlace estimado con las diferentes opciones de tratamiento.
• Complicaciones potenciales con los diferentes tratamientos.
• La condición médica del paciente (1).

Su tratamiento está orientado al alivio de la sintomatología, al control de su expansión y a elevar las probabilidades de curación. El mismo depende también de la etapa clínica de la enfermedad en el momento del diagnóstico. Por tanto, en la mayoría de los casos se realiza invariantemente la cirugía, prostectomía total, seguida de radioterapia, quimioterapia y tratamiento hormonal según sea el caso (4).

El estadio clínico tumoral evaluado en el examen del tacto rectal, junto con el puntaje de Gleason y el nivel de PSA inicial, permiten clasificar al momento del diagnóstico el riesgo de BCR del paciente en tres grupos: : bajo, intermedio y alto. Esta clasificación contribuye a la toma de decisión del tratamiento al que debe ser sometido el paciente una vez que es diagnosticado, ya que la BCR siempre precede a la recurrencia clínica con un tiempo promedio de 8 a 10 años (2).

Tabla 1 Clasificación del riesgo de BCR. Parámetros Clínicos/Patológicos establecido para la clasificación del riesgo de BCR al momento del diagnóstico[6,13,14]

Riesgo de recurrencia bioquímica	Parámetros clínicos/patológicos.
Riesgo bajo	Estadío T1c-T2a y PSA $\leq$ 1 ng/ml, puntaje de Gleason $\leq$ 6
Riesgo intermedio	Estadio T2b, PSA > 10 ng/ml $\leq$ 20 ng/ml, Puntaje de Gleason 7
Riesgo alto	Estadio T2c, PSA > 20 ng/ml, Puntaje de Gleason $\geq$ 8

Fuente: Instituto Nacional de Cancerología. Publicado por Elsevier España, S.L.U. Todos los derechos reservados.

Con respecto al seguimiento, las mediciones de PSA posteriores al tratamiento, trimestralmente durante el primer año y semestralmente en el segundo año son una de las principales herramientas de seguimiento de la enfermedad en la práctica clínica (2).

Tratamiento de enfermedad local: En pacientes con diagnóstico de cáncer confinado a la próstata, las opciones de manejo estándar incluyen la prostatectomía radical, el tratamiento con radiación (rayo externo, braquiterapia) y para pacientes cuidadosamente seleccionados con muy bajo o bajo riesgo, la vigilancia activa.

Los factores clave para elegir el tratamiento en un paciente con un cáncer de próstata de bajo riesgo incluyen:
- La probabilidad de recurrencia o de metástasis posterior al tratamiento.
- La edad del paciente y su expectativa de vida.
- La presencia o ausencia de comorbilidad significativa.
- Las preferencias del paciente (1).

Para hombres con cáncer de próstata de muy bajo riesgo, clínicamente localizado, y con una expectativa de vida de menos de 20 años, se sugiere realizar vigilancia activa en lugar de tratamiento inmediato definitivo. La vigilancia activa es una estrategia de monitoreo cercano, utilizando los niveles séricos de APE, y realizando biopsias prostáticas y/o resonancia magnética, dejando el tratamiento curativo en reserva para aquellos con evidencia temprana de progresión de la enfermedad (1).

Para hombres con cáncer de próstata de bajo riesgo, y una expectativa de vida mayor de diez años, el tratamiento definitivo (prostatectomía radical, braquiterapia, o el tratamiento con radiación y rayo externo) o la vigilancia activa pueden ser opciones adecuadas (1).

La radioterapia continúa siendo un acercamiento curativo válido para el tratamiento del cáncer de próstata. Los avances tecnológicos en las últimas dos décadas han permitido una aplicación segura de dosis cada vez mayores de radioterapia y, a la vez, poder evitar tejidos adyacentes de importancia. Los desenlaces a corto y mediano plazo han mejorado, y la suma de la manipulación endócrina tanto antes (neoadyuvante) como después (adyuvante) de la terapia curativa ha mostrado un impacto sustancial (1).

La braquiterapia es la implantación de fuentes radiactivas directamente en la glándula, lo que permite la concentración de altas dosis de radiación directamente en la próstata, intentando minimizar la radiación en los órganos vecinos, permite una mayor dosis de irradiación en el objetivo y menos dosis en el tejido circundante normal, particularmente el recto. Cuando ocurren complicaciones rectales pueden ser muy severas. La braquiterapia y la prostatectomía radical muestran desenlaces oncológicos similares., especialmente en pacientes con riesgo intermedio y alto, con una ligera ventaja para la cirugía en cuanto a supervivencia, por lo que se sugiere dar consejería personalizada respecto a las ventajas y desventajas de los tratamientos (1).

Tratamiento de enfermedad local avanzada y de alto riesgo: Un ensayo clínico aleatorizado que incluyó 818 pacientes con cáncer de próstata localmente avanzado que fueron asignados aleatoriamente para recibir radioterapia únicamente, radioterapia más 3 meses de bloqueo andrógeno combinado y neoadyuvante, o radioterapia más 6 meses de bloqueo andrógeno combinado, mostró que el tratamiento hormonal durante 6 meses, comparado solamente con radioterapia, disminuyó de forma significativa la mortalidad por cualquier causa (HR 0.63, 0.48 a 0.83). En un ensayo clínico controlado aleatorizado que incluyó 8,610 pacientes, de los cuales 456 presentaban una enfermedad en estadio T2-4, encontró mejoría en la mortalidad a 10 años por cáncer de próstata con la adición de 4 meses de neoadyuvante y de bloqueo andrógeno y radioterapia (23% vs 36%, p=0.01). Se recomienda el bloqueo androgénico y el bloqueo neoadyuvante por 4 a 6 meses en hombres que reciben radioterapia radical para enfermedad de alto riesgo, y se debe considerar en hombres con riesgo medio (1).

Se recomienda el bloqueo androgénico adyuvante, por 2 a 3 años, en hombres que reciben tratamiento hormonal neoadyuvante y radioterapia radical, que presentan un alto riesgo de mortalidad por cáncer de próstata (1).

Enfermedad avanzada y metastásica: Se recomienda la terapia de supresión androgénica como primera línea de tratamiento de enfermedad metastásica que no ha recibido tratamiento hormonal Se debe informar a los pacientes que inician terapia de supresión androgénica que el ejercicio constante reduce el cansancio y mejora la calidad de vida. Se recomienda añadir Docetaxel al tratamiento de supresión androgénica como primera línea de tratamiento de enfermedad metastásica, que no ha recibido tratamiento hormonal previo, en pacientes aptos para quimioterapia (1).

Orquiectomía: Un estudio para evaluar la calidad de vida de pacientes con cáncer de próstata avanzado que fueron sometidos a orquiectomía subcapsular bilateral contra orquiectomía total bilateral no encontró diferencias estadísticamente significativas en cuanto a las escalas de calidad de vida y a nivel psicológico (1).

No hay evidencia de que la realización de orquiectomía provoque una mayor cantidad de eventos cardiovasculares. Continúa siendo la opción más costo efectivo, pero ha caído su uso por las consecuencias psicológicas de la mutilación en el hombre (1).

Tratamiento en pacientes con resistencia a la castración: Se sugiere utilizar análogos de GNRH en el tratamiento de pacientes con cáncer de próstata resistente a la castración.

Los corticosteroides disminuyen la producción adrenal de andrógenos y llevan a una buena respuesta clínica y bioquímica. Un ensayo clínico para comparar la actividad de la prednisolona y la dexametasona en el cáncer de próstata resistente a la castración encontró que la tasa de respuesta del antígeno prostático fue superior con la dexametasona (0.5 mg/día) que con prednisolona (5mg dos veces al día) (1).

Abiraterona Actúa bloqueando el complejo 17 del citocromo P450, inhibiendo la síntesis de testosterona a todo nivel (testicular, adrenal y tumoral). Un meta análisis en red muestra que la combinación de acetato de abiraterona más prednisona más la terapia de supresión androgénica son tan efectivos como el docetaxel más terapia de supresión androgénica para reducir el riesgo de muerte y la combinación de abiraterona más prednisona más terapia de supresión androgénica es mejor para prevenir la progresión de la enfermedad y mejorar la calidad de vida en pacientes con cáncer de próstata metastásico sensible a hormonas (1).

Se sugiere utilizar la abiraterona en pacientes con cáncer de próstata avanzado con las siguientes características:
• Alto riesgo (cáncer con un puntaje de gleason alto, que se ha propagado a varios.
• lugares en los huesos, o se ha propagado a otros órganos).
• Resistente a castración (el tumor canceroso que continúa desarrollándose a pesar de los bajos niveles de testosterona debido ya sea a un agonista de LHRH, antagonista de LHRH, o a orquiectomía) (1).

1.*Grupo de trabajo de la Guía de práctica clínica de diagnóstico y tratamiento del cáncer de próstata. Diagnóstico y Tratamiento del Cáncer de Próstata. Guía de Evidencias y Recomendaciones: Guía de Práctica Clínica. México, CENETEC; 2018 [Abr 18 2020].*

2.*Acosta N. Varela R. Mesa J. Serrano M. Cómbita A. Sanabria M. Biomarcadores de pronóstico en pacientes con cáncer de próstata localizado. Rev Colomb Cancerol [Publicación periódica en línea] 2016.Jul-Nov [Citado 2020 Abr 18]; 21 (2): [13p.] Disponible en: http://www.scielo.org.co/pdf/rcc/v21n2/0123-9015-rcc-21-02-00113.pdf*

3.*International Agency for Research on Cáncer. Globocan 2018 Últimos Datos Mundiales sobre el Cáncer.Francia – Lyon: International Agency for Research on Cancer,World Health Organization.2018.Disponible en : https://gco.iarc.fr/today/data/factsheets/populations/218-ecuador-fact-sheets.pdf*

4.*Ruiz A. Pérez J. Cruz Y. González L. Actualización sobre cáncer de Próstata.CCM [Publicación periódica en línea]2017. Ene-Feb [Citado 2020 Abr 18]: [12p.] Disponible en: http://scielo.sld.cu/scielo.php? script=sci_arttext&pid=S1560-43812017000300021.*

5.*Sociedad Americana Contra El Cáncer. Datos y Estadísticas sobre el Cáncer entre los Hispanos/Latinos 2018-2020. Atlanta: Sociedad Americana Contra El Cáncer. 2018.Disponible en : https://www.cancer.org/es/investigacion/datos-y-estadisticas-sobre-el-cancer-entre-los-hispanos.html.*

6.*Delgado D. Cáncer de próstata: etiología, diagnóstico y tratamiento. Rev Med Cos Cen. [Publicación periódica en línea] 2016. [Citado 2020 Abr 18];73 (620): [4p.] Disponible en: www.medigraphic.com/cgi-bin/new/resumen.cgi.*

7.*Carrión D, Gómez J, Álvarez M, Martínez L. Biomarkers in prostate cancer management. Is there something new? PubMed [Publicación periódica en línea] 2019. Mar [Citado 2020 Abr 18]:72(2): [11p.] Disponible en: https://www.ncbi.nlm.nih.gov/pubmed/30855011.*

8.*Auz E. Brito E. Factores relacionados con la supervivencia de pacientes con cáncer de próstata en el Hospital Solca Núcleo de Quito durante el periodo 2003-2018 [Tesis para optar el grado de Médico]. Quito: Pontificia Universidad Católica del Ecuador; 2018.*

9.*Kasper D. Hauser S. Jameson L. Fauci A. Longo D. Loscalzo J. Harrison Principios de Medicina Interna. 19a..edición.New York: McGraw-Hill Medical Publishing Division; 2016. [Citado 2020 Abr 18].*

10.*Grupo de trabajo de la Guía de Cáncer de Próstata: Tratamientos de alto costo en enfermedad localizada y avanzada. Cáncer de Próstata: Tratamientos de alto costo en enfermedad localizada y avanzada. Ministerio de Salud, Instituto Nacional de Cáncer. Evaluación de Tecnologías Sanitarias de Argentina;2015. Disponible en: http://www.msal.gob.ar/images/stories/bes/graficos/0000000789cnt-66-guia-practica-clinica-cancer-de-prostata.pdf.*

11.*Vélez A. Correa J. Hessén M. Martínez C. Uribe C. Pérez C. Escobar F. Criterios diagnósticos en 400 biopsias de adenocarcinoma de próstata. Sociedad Colombiana de Urología. [Publicación periódica en línea] 2014.abr [Citado 2020 Abr 25];23 (1). Disponible en: file:///C:/Users/Usuario_/Downloads/S0120789X14500068.pdf.*